¿Qué está pasando aquí dentro?

Familia

Dra. Ana Rosa Lucena Torres

¿Qué está pasando aquí dentro?

Una guía esencial con todo lo que sucede ***semana a semana*** *del embarazo*

zenith

Nota: Este libro debe interpretarse como un volumen de referencia. La información que contiene está pensada para ayudarte a tomar decisiones adecuadas respecto a tu salud y bienestar. Ahora bien, si sospechas que tienes algún problema médico o de otra índole, la autora y la editorial te recomiendan que consultes a un profesional.

Zenith, un sello editorial de Editorial Planeta, S. A.
Avda. Diagonal, 662-664, 08034 Barcelona (España)
www.zenitheditorial.com
www.planetadelibros.com
© del diseño del interior, Twice Design

De las ilustraciones del interior, de las páginas 8, 12, 14, 58, 60, 72, 74, 101, 102, 104, 111, 112, 114, 142-144, 146, 160-162, 164, 193, 194, 196, 230-232, 234, 250, 252, 276-278, 280, 298, 299, 311, © vecteezy.com; de las páginas 287, 289, 290, 301, 303, © AnMarks / Creative Market
Adaptación de la cubierta: Booket / Área Editorial Grupo Planeta
Ilustración de la cubierta: © Marish / Shutterstock
Primera edición en Colección Booket: mayo de 2025

Depósito legal: B. 7185-2025
ISBN: 978-84-08-30293-3
Impreso en España

Biografía

Ana Rosa Lucena es ginecóloga y obstetra especialista en Diagnóstico Prenatal desde 2008. Durante la pandemia de COVID-19, decidió abrir una cuenta en Instagram para ayudar a las embarazadas que veía en consulta y que se habían quedado sin clases de preparación al parto debido al cierre de los centros de salud. Hoy día no solo la leen sus pacientes, sino miles de mujeres que desean conocer más sobre su salud y su embarazo. Malagueña y madre de tres hijos, es también divulgadora en distintos medios digitales y participa en varios proyectos relacionados con la salud de la mujer.

ginecologa.anarosa

ginecologaanarosa.com

ginecologa.anarosa

A mis tres hijos, Lola, Pepe y Mario.
Gracias por ser mi motor, mi energía,
mi sostén, mi refugio y mi calor;
sois lo mejor que he hecho en esta vida.

Sumario

MI HISTORIA

A veces, las mejores cosas salen sin planearlas. Soy ginecóloga en el Área de Obstetricia y Paritorio del Hospital Costa del Sol de Marbella, donde desde 2008 atiendo cada día a mujeres embarazadas y las ayudo a prepararse en este maravilloso camino hacia la maternidad. Además de hacer seguimiento de su estado y asistir los partos instrumentales, las cesáreas y urgencias, una parte importante de mi labor es ayudar a mis pacientes a resolver todas sus dudas e inquietudes y acompañarlas con cariño para que vivan todas las etapas del embarazo con tranquilidad y alegría.

Me encanta mi trabajo, porque creo que no hay nada mejor que cuidar del ser más frágil que existe, un bebé en el vientre materno.

En 2020, todo cambió con la irrupción de la COVID-19. De la noche a la mañana, los centros de salud habían cerrado las consultas, se acabaron la gran mayoría de las visitas presenciales y no había clases de preparación al parto. Mis pacientes eran un mar de dudas, sobre todo las primerizas, y todas me transmitían sus miedos cuando venían a sus ecografías de seguimiento y diagnóstico prenatal. Vi a gestantes que en el paritorio no sabían cómo hacer las respiraciones ni los pujos, a otras con complicaciones debidas a la COVID; mis compañeras de Madrid me contaban que muchas tenían que parir solas, sin acompañante... Y mi cabeza dijo basta. Ya bastante incertidumbre supone un embarazo como para que encima te caiga esto encima. Soy una persona empática, lo cual está muy bien para el día a día con mis pacientes, pero en ese momento no pude soportar tanto dolor y caí en una profunda depresión. Aún me emociono al contar por lo que pasamos.

Me rondaba una idea por la cabeza... Hacía tiempo que seguía (y admiraba muchísimo) a mi compañera la doctora Lucía Galán Bertrand, que comparte información pediátrica en redes y distintos medios para ayudar a los papás con la crianza. Siguiendo su estela, en octubre de 2020 decidí empezar a compartir contenido en redes para poder ayudar y acompañar a las embarazadas, que tan desamparadas se encontraban en el caos pandémico. Y lo que empezó siendo una plataforma de apoyo para mis pacientes acabó llamando la atención de mujeres de habla hispana en todo el mundo, tanto que decidí escribir este libro para materializar en papel todo lo que siento que puedo dar para ayudaros en el embarazo y que ninguna mujer se sienta desvalida nunca más.

Quiero contarte esto porque mi historia de superación durante la pandemia es el principal motivo por el que me estás leyendo ahora mismo. Los profesionales sanitarios sufrimos muchísimo, no solo al arriesgar nuestra salud y la de los nuestros seres queridos, sino por todo lo vivido y por cómo nos trataron. La carga de trabajo fue tremenda, los protocolos cambiaban a diario, los hospitales estaban saturados y los especialistas de otras áreas tuvimos que ayudar a los desbordadísimos médicos de neumología, medicina interna y urgencias. Muchos compañeros decidieron separarse de sus familias para protegerlas. Para mí fue muy difícil gestionar la carga emocional de pensar que podía contagiar a mis hijos, pero no soportaba la idea de separarme de ellos con todo lo que estaba pasando. Desde este rinconcito quiero agradecer a mi pareja y a mis hijos su apoyo en esos días, quizá los más duros de mi vida.

Ahora conozco mejor la palabra *resiliencia*, que, como muchas de mis seguidoras sabéis, me he tatuado recientemente para que no se me olvide mi historia. Pero vosotras, mis pacientes, también me habéis dado parte de la fuerza que necesitaba para salir del pozo y ser una mejor versión de mí misma. A diario me dais las gracias por todo lo que os enseño «sin recibir nada a cambio», pero en realidad sí lo recibo: vuestro cariño en los mensajes que me mandáis, el hecho de que os acordéis de mí cuando veis vuestro positivo, en vuestras ecografías y en vuestros partos (¡incluso me escribís desde el paritorio!)... Os agradezco de corazón vuestro apoyo y que estéis siempre al otro lado.

Y es gracias a vosotras, y a la visibilidad tan grande que obtuve en redes, que he tenido la oportunidad de escribir este libro. Aquí te cuento todo lo que os recomiendo cuando llegáis a la consulta llenas de dudas. Desde cuáles son los principales hitos de cada etapa, lo que puedes esperar en consulta y las pruebas más frecuentes, hasta detalles del parto y la lactancia. He puesto todo mi cariño e ilusión en estas páginas con la intención de darte la seguridad y la confianza que tanto necesitas para vivir tu embarazo con la plenitud que mereces.

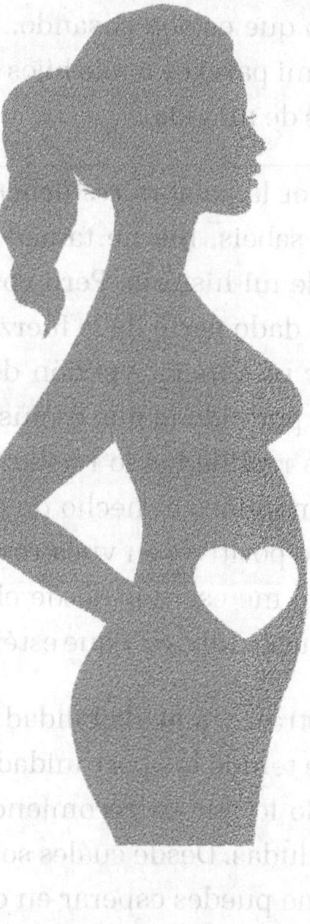

Capítulo 1

Mi positivo: alimentación, deporte, sexo, cuánto engordar, fármacos y tóxicos

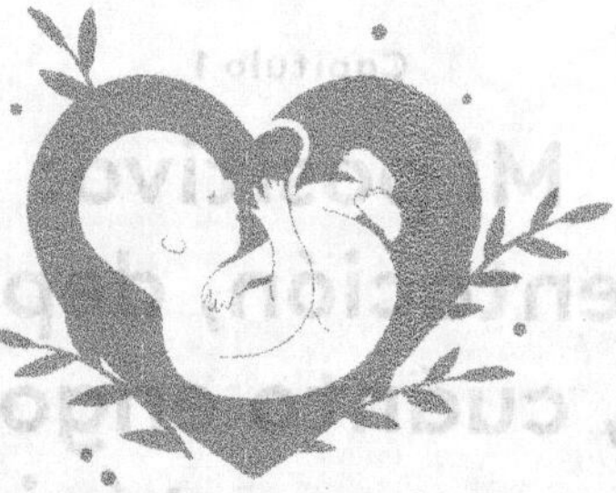

En pareja o como madre soltera, has tomado la decisión de ser madre. Pasan los días, los meses, tienes un retraso y, ante ti, un test de embarazo y... ¡paf! ¡Es positivo!

Después del subidón inicial, comienzan el mar de dudas y las prisas. Al momento piensas que necesitas información ya, que quieres saberlo todo, que necesitas conocer qué pasará en tu cuerpo, cómo llevarlo lo mejor posible... Te aconsejo que disfrutes y, lo primero, te doy mi enhorabuena. Y ahora: tranquilidad. Confía en mí, he pasado por esto tres veces y llevo estudiando el embarazo veinte años, así que voy a intentar despejar todas tus dudas para que este viaje sea lo más agradable posible.

Tengo miedo

La intranquilidad y el miedo frente a esta nueva situación es totalmente normal. Tener un hijo es, quizá, uno de los proyectos más importantes en la vida de una persona, y es normal querer hacerlo lo mejor posible. La duda de cómo se formará, las ganas de protegerlo, la incertidumbre de lo que sucederá, de cómo serán el embarazo y el parto, de cómo lo harás como madre y un largo etcétera, serán pensamientos y necesidades recurrentes a lo largo de todo el proceso; abrázalos para hacerte más fuerte y saber cómo cuidarte, pero no dejes que te arrastren hacia el miedo, pues podrás con todo y aquí estoy para ayudarte. Antes de agobiarte con hipótesis, ¡para y respira!

Es el miedo que surge frente a lo desconocido y a la responsabilidad de este gran proyecto lo que te mantiene intranquila, pero saber un poquito más acerca del proceso del embarazo te ayudará muchísimo a entender los cambios normales en tu cuerpo, a saber cuándo hay que preocuparse y cuándo no, a vivir un embarazo y un parto tranquilos y conscientes, a poder hablar con los profesionales con conocimiento y criterio para tomar decisiones en conjunto. En conclusión, la información te empoderará y te permitirá disfrutar plenamente de tu embarazo.

De hecho, es probable que este miedo y esta intranquilidad te acompañen a lo largo de tu vida, ya que te preocuparás por tu bebé siempre, y tu necesidad de protección hará que estés alerta. Es pura biología, pura supervivencia de la especie, pero yo te ayudaré a controlar esos nervios gracias a la información: una madre informada vale por dos. Para reírnos un poco y quitarle hierro al asunto, te presento la vida de una madre entre puntos suspensivos:

> Aún no es el momento… Ahora sí quiero ser madre… No llega… ¡Mi positivo!… La primera ecografía… La ecografía de la semana 20… ¡Es una niña!… La prueba del azúcar… Me toca la vacuna de la tos ferina… Me duele la espalda… Estoy cansada… La prueba del estreptococo… No sé si pierdo líquido… ¿Tengo contracciones o no?… El parto ya está aquí… Uf, menos mal que ha salido todo bien… ¿Y ahora por qué llora, si lo he hecho todo?… ¿Tiene fiebre?… Le duele la boca… Esta niña no duerme, ¡y yo menos!… Está comiendo poco… Un chichón en la frente… Es alérgica a la leche… Escuela infantil… Miedo a que coma algo que no debe y le dé una reacción alérgica… Está mala todo el tiempo… Tiene que ver menos

la tele… Se ha caído patinando… Tiene que leer más… Ahora dice que quiere un móvil… Uf, le ha venido la regla… Quiere salir con las amigas… Dice que le gusta alguien de su clase… Tiene que elegir carrera… Se va a vivir fuera… Su primera ruptura ha llegado… Se va de viaje sola… No encuentra trabajo… Tiene una nueva pareja… Y, cuando menos me lo espero, ¡el positivo de mi hija!

Pero entre estos maravillosos puntos suspensivos y entre un positivo y otro es donde pasa la vida, como dijo John Lennon: «La vida es eso que pasa mientras tú haces otros planes». La maternidad no va a ser fácil y ya no vivirás tan tranquila, pero te aseguro que será un camino apasionante, en el que te transformarás en tu mejor versión para darle lo mejor de ti a otra persona.

Ahora, para una mayor tranquilidad, comienza por centrarte en una planificación sensata y ten en cuenta que hay más probabilidades de que el embarazo y el parto transcurran normalmente, pero debes tener en cuenta una serie de consejos:

- Plantéate las cosas a corto plazo, preocúpate por lo que pasa ahora o en los próximos días; pensar muy a largo plazo solo sirve para ponerte más nerviosa.

- Haz un plan con tus próximas citas y ponte un aviso. Son varias e importantes.

- Escribe todas las dudas que te vayan surgiendo para preguntarlas a la matrona/ginecóloga/médica de familia en tu próxima visita.

- Infórmate a través de fuentes fiables en internet y no te dejes llevar por bulos o *fake news*, pues hoy en día hay demasiada información que puede preocuparte aún más.

- Habla de lo que sientes con tu pareja, amigas o familiares. Compartir te ayudará a estar más tranquila; es un proceso importante, y a quienes te rodean también les hace ilusión formar parte de él y ayudarte en lo que esté en su mano.

- Y, por supuesto: bienvenida al club. La intranquilidad o preocupación será para toda la vida; lo único que van cambiando son los motivos y tu manera de manejarla.

Si este camino ha empezado ya para ti, te doy mi enhorabuena. Aléjate de las preocupaciones y disfrútalo muchísimo. También quiero que cada día tengas en mente esta premisa: lo estás haciendo bien. Yo me he autoexigido hasta límites extremos, no hagas tú lo mismo. Tu hijo o tu hija tendrá la mejor madre porque vas a darlo todo para que así sea.

¿Cómo se cuentan las semanas?

Verás que tendrás que aprender a hablar en semanas, aunque hacerlo en meses sea más fácil para ti. ¡Hay que cambiar el chip! El embarazo empieza a contar desde la fecha de la última regla, es decir, desde el primer día que baja el sangrado, porque las dos semanas de maduración del óvulo se cuentan dentro del embarazo, aunque este haya ocurrido doce o catorce días más tarde.

De este modo, tendrás una fecha de última regla (FUR) y una fecha probable de parto (FPP), que será el día en el que se cumplen cuarenta semanas, pero esto no significa que el parto será ese día. Solo el 20 % de las embarazadas dan a luz en su FPP, y el embarazo suele durar entre treinta y ocho y cuarenta y dos semanas.

Si quieres saber cómo contar las semanas, mira el día de tu última regla y busca en el calendario qué día de la semana fue. Si fue, por ejemplo, un martes, todos los martes cumples semanas, así te será más fácil de contar. Y si quieres contar los meses, mira en el calendario tu FUR y ese día cumplirás mes (por ejemplo, si tu FUR es el 12 de junio, todos los días 12 cumplirás mes).

Te será más fácil entender todo lo que te decimos y hacemos si aprendes a contar en semanas.

Nutrición y suplementos

Llevar una dieta adecuada es primordial durante el embarazo, pues necesitarás obtener una buena cantidad de nutrientes claves para que este se desarrolle adecuadamente y tu bebé vaya creciendo poco a poco. Podrás obtener la mayoría de estos nutrientes a través de una alimentación saludable, pero en algunas ocasiones es interesante recurrir a los suplementos. Aquí te cuento lo más importante al respecto.

Ácido fólico

El ácido fólico o vitamina B9 es preciso para el proceso de división celular y para la correcta formación del tubo neural y el cerebro fetal, entre otras cosas. Es muy importante que su administración sea preconcepcional y diaria, dado que no existe una reducción apreciable del riesgo de anomalías cuando el suplemento se toma de forma irregular o se inicia a partir del segundo mes de gestación.

A este respecto, en España, la Dirección General de Salud Pública del Ministerio de Sanidad y Consumo aconseja que:

- La mujer sin el antecedente de un embarazo afectado por un DTN (es decir, un defecto del tubo neural en el feto, que son detectados generalmente en el primer trimestre de embarazo y que pueden ser tales como defectos congénitos del cerebro, la columna vertebral y la médula espinal) que planifica una gestación debe tomar 0,4 miligramos/día (mg/día) de ácido fólico (400 microgramos, µg) durante los tres meses previos y durante todo el embarazo y el posparto mientras se mantenga lactancia materna.

- La mujer con el antecedente de un embarazo afectado por un DTN o factores de riesgo para ello (epilepsia, diabetes insulinizada, obesidad con un índice de masa corporal mayor de 35, embarazo no planificado…) debe tomar 4-5 mg/día de ácido fólico los tres meses previos y los tres primeros meses de embarazo, y después bajar la dosis a 400 µg al día.

- La dosis recomendada en gestación múltiple (de dos o más bebés) es de 1 mg/día (1.000 µg) durante los tres trimestres del embarazo.
- En mujeres con deficiencia de la enzima MTHFR (metil tetrahidrofolato reductasa) se recomiendan dosis altas de ácido fólico o bien tomar directamente el metabolito activo.

Además de lo anterior, es necesario seguir una dieta con alimentos ricos en ácido fólico, como lentejas, cacahuetes, garbanzos, brócoli, acelgas, soja, cereales integrales, leche de vaca, etcétera.

A la hora de administrarlo, pueden ser válidas cualquiera de las distintas formas químicas comercializadas de ácido fólico, como son el ácido pteroilmonoglutámico, el ácido folínico y el L-metilfolato. En todo caso, tu médico o ginecólogo pueden guiarte sobre este tema desde que empieces la búsqueda de tu embarazo. Ten en cuenta que el ácido fólico es importante y deja que un profesional te asesore en cómo y cuándo tomarlo. Y recuerda:

El máximo beneficio para el embarazo se obtiene cuando el ácido fólico se toma preconcepcional y diario durante los tres primeros meses.

Yodo

Durante el embarazo se debe aumentar la ingesta de yodo para que el tiroides (una pequeña glándula productora de hormonas ubicada en la base de la parte frontal del cuello) materno pueda aumentar la síntesis de hormonas y el tiroides fetal pueda producirlas. La deficiencia de yodo durante la gestación se ha relacionado con un aumento de abortos, mortalidad fetal y perinatal, bajo peso al nacer y alteraciones en el neurodesarrollo. Por ello, se recomienda la ingesta de alimentos ricos en yodo antes y durante el embarazo, fundamentalmente lácteos y pescado, así como la utilización de sal yodada por la mujer durante el embarazo y la lactancia.

A pesar de que la suplementación de yodo en la sal parece disminuir el riesgo de hipotiroidismo materno y fetal, en España solo un 10 % de los hogares consumen sal yodada, así que debes cambiar sal común por sal yodada y realizar una suplementación farmacológica con yoduro potásico, perfecta para los grupos de población que son más vulnerables, como las mujeres embarazadas y lactantes.

Para evitar déficit de yodo, se recomienda la administración de yoduro potásico en las siguientes dosis:

- Preconcepcional: 100 µg/día
- Durante embarazo y lactancia: 150-200 µg/día
- Gestación múltiple: 300 µg/día

Cabe destacar que la dosis no debe ser superior a 500 µg/día en ningún caso, según recomienda la Organización Mundial de la Salud (OMS), pues el exceso de yodo tiene consecuencias negativas porque podría inducir alteraciones de la función tiroidea materna y fetal.

Durante el embarazo y la lactancia es recomendable tomar sal yodada, fomentar el consumo de lácteos y

pescados y suplementar con 200 µg/día de yoduro potásico.

Hierro

El hierro es un mineral fundamental en el desarrollo del bebé, y su carencia se ha relacionado con riesgo de prematuridad y bajo peso fetal. Por ello, se recomienda llevar una dieta equilibrada, con alimentos ricos en hierro, como carne de vacuno, pollo, pavo o cerdo; pescado; verduras, como espinacas y acelgas; legumbres, como lentejas; frutos secos y cereales fortificados, junto con el consumo de suplementos de hierro oral a dosis bajas a partir de la semana 20 de gestación en las mujeres en que se comprueba que existen unas reservas inadecuadas de hierro.

En gestantes con riesgo de anemia ferropénica (concentración de hemoglobina en sangre menor de 11 g/dl), como aquellas que tienen un embarazo múltiple, mujeres con cirugías gastrointestinales o con dietas pobres en hierro, adolescentes o mujeres con periodos intergenésicos cortos (tiempo entre un parto y otro menor de doce meses), se puede valorar el estudio específico mediante perfil férrico y suplementar si se confirma una anemia ferropénica. Sin embargo, la suplementación universal con hierro a las mujeres sanas con una nutrición adecuada y con un estado normal del hierro no es necesaria y puede no ser inocua, por lo que la administración del suplemento debe ajustarse a las necesidades individuales.

La suplementación con hierro debe realizarse si existe anemia ferropénica en el embarazo porque está relacionada con bajo peso al nacer y prematuridad. En todo caso, la suplementación debe adecuarse a las necesidades de cada embarazada.

Calcio

Las necesidades de calcio en la mujer gestante y adolescente de entre catorce y dieciocho años de edad son de 1.300 mg/día, y en las de diecinueve a cincuenta años es de 1.000 mg/día en el primer trimestre y de 2.500 mg/día en el segundo y tercer trimestre. Esta cantidad se alcanza con una dieta que incluya al menos tres raciones al día de alimentos ricos en calcio, como son los lácteos y sus derivados (leche, yogur, queso). Un vaso de leche o un trozo de queso contienen unos 300 mg de calcio, y, por lo general, con una dieta variada que incluya el consumo diario de tres raciones de lácteos al día no se sufrirá una falta de este mineral y no se contemplará la suplementación. De hecho, los suplementos farmacológicos de calcio deben recomendarse cuando se considera que el aporte por la dieta es insuficiente.

Vitamina A y vitamina D

La ingesta de vitamina A mediante la dieta parece ser suficiente para cubrir las necesidades de la mayoría de las mujeres durante el embarazo, por lo que no se recomienda la suplementación farmacológica sistemática de esta vitamina, que debe ser pautada siempre por un especialista.

Por otra parte, durante el embarazo, el déficit de vitamina D se ha relacionado con diferentes complicaciones en la madre, por ejemplo:

- Desarrollo de hipertensión gestacional y preeclampsia. Se ha llegado a describir un riesgo cinco veces mayor de presentar una preeclampsia en embarazadas con niveles de vitamina D bajos.
- Diabetes gestacional.
- Parto prematuro.
- Riesgo mayor de cesárea en el primer embarazo.
- Presencia de vaginosis bacteriana en la gestación.

El déficit de vitamina D se ha relacionado también con diferentes complicaciones fetales, tales como:

- Bajo peso en el nacimiento.
- Retraso del crecimiento intrauterino.
- Alteración en el desarrollo óseo fetal.

En el embarazo, el nivel óptimo de 25-hidroxivitamina D es desconocido, pero debería encontrarse por encima de 30 nanogramos/mililitro (ng/ml) para prevenir las complicaciones descritas. Actualmente no hay datos suficientes para recomendar un cribado rutinario de vitamina D a todas las embarazadas, pero sí que se lleva a cabo en las pacientes con mayor riesgo de hipovitaminosis D, que deberían hacerse un análisis al inicio de la gestación y suplementar la vitamina D si se comprueba que hay deficiencia o insuficiencia. Este es el caso de algunas gestantes con obesidad, las de alto riesgo de preeclampsia, las que tienen poca exposición al sol, las de raza negra, las que consumen antiepilépticos y las que han sido sometidas a cirugías gastrointestinales que limiten la absorción. Esta suplementación diaria de las embarazadas con vitamina D (colecalciferol) es segura, y la dosis que recomiendan algunas sociedades médicas es de entre 400-600 unidades diarias. La mayoría de los polivitamínicos administrados en nuestro país a las gestantes solo contienen 5 µg (200 unidades) de vitamina D, lo que resulta insuficiente; algunos contienen 400 unidades, y solo algunos que han salido al mercado en los últimos años contiene 2.000 unidades, lo que supone un gran avance que al parecer podrá contribuir a la prevención de la preeclampsia y la diabetes gestacional. En gestantes con alto riesgo de hipovitaminosis D o niveles insuficientes (15-30 ng/ml) se aconseja aumentar la dosis al menos hasta 25 µg/día (1.000 unidades), y en gestantes con niveles deficientes (<15 ng/ml) deberían administrarse 50 µg/día (2.000 unidades/día).

Magnesio, zinc y omega-3

Tanto el magnesio como el zinc son dos minerales indispensables para el funcionamiento de nuestro organismo que serán importantes durante la gestación. Por ello, se recomienda el consumo de 400 mg de magnesio al día en el primer trimestre y de 800 mg al día en el segundo y tercer trimestre. En cuanto al zinc, se recomiendan 15 mg al día en el primer trimestre y de 30 mg al día en el segundo y tercer trimestre.

Por otra parte, el DHA, o ácido graso omega-3, interviene en el desarrollo neurológico y visual del feto y el recién nacido, y su ingesta diaria recomendada es de 2 g al día durante los seis primeros meses de embarazo, y de 2 a 2,5 g al día en el tercer trimestre y el periodo de lactancia. Esto equivale a consumir una ración de pescado azul, como arenque, boquerón, salmón (fresco), sardina, bonito, caballa o jurel, dos o tres veces por semana. Este ácido graso es esencial y, por ello, la mayoría de los complejos polivitamínicos administrados en el embarazo contienen unos 200 mg de omega-3 por cápsula. No todos ellos son iguales, ya que algunos provienen del pescado y otros de algas, por lo que el sabor y la tolerancia a estos polivitamínicos pueden variar según el origen del omega-3. El consumo de este ácido graso se ha relacionado con la reducción de la prematuridad y la preeclampsia, aunque los resultados, por ahora, son controvertidos.

Tiroxina

La tiroxina es una hormona segregada por la glándula tiroides y que regula los procesos metabólicos. Durante el embarazo es importante para el desarrollo cerebral del feto, sobre todo antes del inicio del funcionamiento de la glándula tiroidea fetal. Esta se produce a partir de la semana 12 de gestación, cuando esta glándula empieza a concentrar yodo y a sintetizar hormona tiroidea, aunque el control hipofisiario mediante la TSH se alcanza en la semana 20. Posteriormente, continuará siendo relevante, pues la tiroxina materna contribuye a un 30 % de la tiroxina en suero fetal a término. Esto quiere decir que la madre precisa que su tiroides funcione bien para poder contribuir a un buen funcionamiento tiroideo fetal.

Tanto en la búsqueda como durante el embarazo es recomendable tener la función tiroidea ajustada al máximo, ya que cerca del 70 % de las mujeres con hipotiroidismo no tratado presentan ciclos anovulatorios y, consecuentemente, reducción de la fertilidad.

Es por ello por lo que se recomienda identificar a la paciente hipotiroidea en la primera visita obstétrica, incluso aunque no presente síntomas de hipotiroidismo, solicitando la TSH (es la hormona segregada en el cerebro, concretamente en la hipófisis, que estimula el funcionamiento de la glándula tiroides) en la primera analítica de sangre de control a todas las embarazadas. Por eso, habla con el especialista correspondiente sabiendo que los valores de TSH para la búsqueda y durante el embarazo deben estar próximos a 2,5-3 mU/L, y que si están más altos es conveniente iniciar tratamiento con levotiroxina oral diaria, una medicación segura que puede evitar futuros problemas derivados de un descontrol de la glándula tiroidea materna que pueden afectar tanto a la madre como al feto. ¡Siempre es mejor prevenir!

Alimentación

En lo que respecta a la alimentación, me gustaría compartir contigo una información muy útil del Ministerio de Sanidad y la Agencia Española de Consumo, Seguridad Alimentaria y Nutrición, que afirma que es esencial seguir una alimentación variada y equilibrada durante el embarazo y menciona que algunas pautas sencillas para lograrlo son:

- Realiza de cuatro a cinco comidas al día: toma un desayuno completo, que debe ser la comida que aporte un mayor potencial calórico (compuesto por lácteos, frutas y cereales), una comida no muy abundante, una merienda ligera, cena pronto (puedes tomar una pieza de fruta o un lácteo antes de acostarte) y evita picar entre horas.

- Aumenta el consumo de frutas y hortalizas, para cubrir la mayor necesidad que tiene tu organismo en esta etapa de vitaminas y minerales.

- Come pescado tres o cuatro veces a la semana (principalmente pescado azul), ya que aporta ácidos grasos omega-3 y otros nutrientes esenciales, necesarios para el buen desarrollo del feto.

- Bebe al menos dos o tres litros de agua al día (de ocho a diez vasos). Los alimentos también te aportan agua.

- Consume fritos con moderación, así como alimentos ricos en grasas y azúcares.

- Modera el consumo de sal y ultraprocesados.

Además, también debes seguir unas normas básicas antes de consumir estos alimentos:

- Lávate las manos con jabón y agua caliente, al menos durante veinte segundos, antes y después de manipular los alimentos, tras el contacto con cualquier material sucio (pañales, residuos, animales) y, especialmente, después de usar el cuarto de baño.

- Las manos, las superficies y los utensilios de cocina utilizados se deben lavar a fondo después de manipular carnes, pescados, aves de corral, frutas y vegetales no lavados o cualquier otro alimento crudo.

- Guarda los alimentos cocinados en el frigorífico el menor tiempo posible y mantenlos en recipientes cerrados, separados y lejos de los quesos y los alimentos crudos. Si los compras ya cocinados, respeta la fecha que se indica en la etiqueta.

- Asegúrate de que tu frigorífico mantiene la temperatura correcta (4 °C o menos).

- Cuando utilices un horno microondas, presta atención a las instrucciones del fabricante para asegurar una temperatura uniforme y suficiente en los alimentos.

Sumado a lo anterior, también debes seguir ciertas precauciones con algunos alimentos en concreto:

- Lava las frutas y hortalizas crudas. Puedes utilizar agua con lejía apta para la desinfección del agua embotellada (consulta la etiqueta), a razón de una cuchara de café bien colmada (1,2-2 ml) de lejía por litro de agua. Sumerge las frutas y hortalizas durante al menos diez minutos y después haz un enjuagado abundante con agua potable.

- Cocina completamente las carnes hasta alcanzar los 71 °C (deben cambiar de color en el centro).

- No consumas frías las comidas ni las sobras de comida. Asegúrate de calentarlas a más de 75 °C.

- Si necesitas algún complemento alimenticio a base de vitaminas y minerales, toma solo aquellos que te prescriba tu médico.

- Lee detenidamente el etiquetado de los alimentos, especialmente las advertencias y condiciones de uso.

- Modera el consumo de cafeína de cualquier fuente (café, té, bebidas de cola, bebidas «energéticas», hierba mate...).

Y, por supuesto, habrá ciertos alimentos que no son recomendables durante el embarazo y que conviene que evites:

- Grandes peces, como el pez espada, el tiburón, el atún rojo o el lucio. El atún en lata es un caso excepcional, pues lo que se usa para estas conservas es el atún claro o bonito del norte, más pequeño, y está permitido tomar dos o tres latas a la semana.

- Leche cruda y quesos frescos o de pasta blanda (*brie*, camembert, de tipo Burgos o quesos latinos, *mozzarella* y quesos azules) si la etiqueta no especifica que estén hechos con leche pasteurizada. También quesos rallados o loncheados industriales. Y recuerda quitar la corteza de todos los quesos.

- Frutas y hortalizas crudas que no se hayan pelado o lavado y desinfectado previamente (incluyendo ensaladas embolsadas y las consumidas fuera de casa).

- Brotes crudos (soja, alfalfa...).

- Huevos crudos o preparaciones elaboradas con huevo crudo (salsas y mayonesas caseras, *mousses*, merengues y pasteles caseros, tiramisú, helados caseros, ponches de huevo...).

- Carne cruda o poco hecha (*carpaccios*, tartares...).

- Productos cárnicos loncheados envasados. Estos alimentos sí pueden consumirse después de cocinarse a más de 71 °C (en croquetas, rehogados, pizzas...).

- Si no estás inmunizada frente a la toxoplasmosis (consulta a tu médico), evita el consumo de productos cárnicos crudos curados, como chorizo, salchichón, salami, jamón curado...

- Patés que se vendan refrigerados.

- Pescado crudo (tipo *sushi*, *sashimi*, ceviche, *carpaccios*), pescado ahumado refrigerado o marinado, así como ostras, almejas o mejillones crudos.

- Evita chupar la cabeza de las gambas y langostinos, por su alto contenido en cadmio.

- Sándwiches envasados y otros alimentos preparados que contengan vegetales, huevo, carne, fiambres, pescado y derivados.

- Consume solo zumos recién exprimidos o zumos envasados pasteurizados.

- No tomes bebidas alcohólicas.

Cuando escucho que la gente hace bromas, críticas o presiona a la embarazada respecto a su alimentación diciendo que antes se comía de todo durante el embarazo y que no pasaba nada, me irrito mucho. Antiguamente tampoco se usaba el cinturón de seguridad en el coche y ahora lo llevamos todos, por poner un ejemplo entre muchos otros. Pues con la comida en el embarazo pasa igual. Gracias al avance de la ciencia sabemos lo que se puede y lo que no se puede comer, y esta información será tu cinturón de seguridad. Mi consejo: pasa de los comentarios y críticas de la gente; ellos no están embarazados ni al tanto de las recomendaciones, tú sí.

Todas estas recomendaciones con relación a la comida en embarazadas no son una moda ni un capricho, sino fruto de investigaciones científicas y de la detección de microorganismos que, aunque en bajo porcentaje, pueden poner en peligro el embarazo. Son varios los gérmenes que sabemos que pueden ser prejudiciales, como el toxoplasma, la listeria o la salmonela, así que tiene sentido que evitemos problemáticas derivadas de ellos. Para evitarlos, informémonos sobre dos de ellos.

Toxoplasma

El *Toxoplasma gondii* es un parásito que suele infectar al ser humano tras la ingestión de carne o productos cárnicos crudos o poco cocinados que contengan quistes o taquizoítos. El agua, la tierra o los vegetales contaminados son la segunda fuente de infección. El contacto con gatos domésticos puede ser otro foco, aunque se considera un factor de bajo riesgo.

La infección en adultos cursa de forma asintomática; la seroprevalencia (porcentaje de población que muestra en su sangre las proteínas específicas, llamadas anticuerpos, que demuestran que han superado una infección en concreto) ha disminuido en nuestro medio y es actualmente del 20 %, es decir, un 20 % de las mujeres jóvenes han pasado la infección. La incidencia de infección congénita es desconocida en nuestro medio, pero en países como Francia representa actualmente 0,3 por cada mil nacimientos.

En todo caso, la toxoplasmosis no significa necesariamente enfermedad grave en el feto, así que, de nuevo, tranquila. Lo que sí es interesante que sepas es que a menos semanas de embarazo, menos probabilidad de transmisión, pero si se transmite en esta etapa inicial del embarazo, la enfermedad en el primer trimestre puede ser más grave en el recién nacido, con posibles lesiones oculares o cerebrales. Por tanto, te aconsejo más precaución los primeros meses de embarazo.

Mis consejos para evitar el toxoplasma son:

- Come la carne bien hecha.
- Lava y desinfecta muy bien frutas y verduras.
- Evita productos cárnicos loncheados (salchichón, salami, chorizo, longaniza).
- No comas patés que no estén envasados (cuidado en restaurantes).

- El jamón serrano curado es seguro si tiene más de veinticuatro meses de curación o tras cuarenta y ocho horas de congelación a -20 °C.

- Lávate las manos después de tocar a animales domésticos.

Listeria

La *Listeria monocytogenes* es una bacteria que suele infectar nuestro organismo a partir de alimentos contaminados, como productos cárnicos precocinados, leche y lácteos no pasteurizados, y marisco.

La incidencia de la infección ha aumentado significativamente en los últimos años, pasando en nuestro medio de un 0,2 a un 0,8 % por cada mil partos. La infección en la gestante cursa habitualmente con fiebre y un cuadro pseudogripal inespecífico. Suele tratarse de un cuadro leve y autolimitado, pero puede tener graves repercusiones en el feto, con un 40-50 % de mortalidad fetal o neonatal. La listeriosis es una infección infradiagnosticada y debemos prevenirla para evitar futuros problemas. Para ello, debemos tener sobre todo en cuenta que no se destruye con la congelación, sino únicamente con calor. Por ello, si vas a consumir alguno de los productos y alimentos que pueden provocarla, cocínalos bien antes de comértelos.

Mis consejos para evitar la listeria son:

- Evita productos cárnicos loncheados envasados, como carne mechada.

- Evita lechugas, brotes y sándwiches envasados.

- No pidas ensaladas fuera de casa.

- No consumas sobras de comida sin calentarlas previamente.

- Pasa por la sartén el pavo o el jamón cocido o tómalos en pizzas o croquetas.

- Evita el marisco crudo.

- El *sushi* estaría desaconsejado porque, aunque se evitan el anisakis y el toxoplasma con la congelación, no se evita la listeria al no estar cocinado. Así que, sintiéndolo mucho, sushi en el embarazo, no.

También quiero destacar algunos productos que sí se pueden comer durante el embarazo en relación con la listeria:

- Salchichas tipo Frankfurt o carnes listas para comer sometidas a cocción intensa hasta el interior del producto (pero con moderación, porque son un producto poco saludable).

- Patés enlatados o esterilizados.

- Productos de pesca ahumados enlatados o esterilizados, pero no los que requieran refrigeración (el salmón ahumado envasado no es aconsejado y hay que cocinarlo antes de consumirlo).

- Quesos de pasta blanda, si en la etiqueta indica que están elaborados con leche pasteurizada.

- Quesos de pasta dura, de pasta semidura (*mozzarella*), pasteurizados o preparados para untar.

- Pescado o marisco cocinado a una temperatura mayor de 50 °C.

- Leche pasteurizada o productos elaborados con leche pasteurizada.

- Ensaladas preparadas en casa con vegetales crudos bien lavados.

Fármacos: nada sin consultarlo previamente

Otra duda común es si podemos o no consumir fármacos cuando estamos embarazadas. ¿Nos podemos tomar un ibuprofeno si nos duele la cabeza? ¿Seguiremos tomando nuestra medicación habitual si tenemos alguna prescripción? La premisa de seguridad en relación con los fármacos en el embarazo es no tomar ninguno que no esté previamente prescrito por un médico, y procurar no tomar nada a no ser que sea estrictamente necesario. Es lo que en medicina se conoce como valorar riesgo/beneficio.

La seguridad ante un fármaco durante el embarazo nunca es total, y tampoco conocemos los efectos a largo plazo. Por ello, en el embarazo, en esta cuestión, menos es más, y, ante la duda, debemos consultar a un especialista.

El ibuprofeno y otros antiinflamatorios no esteroideos que usamos comúnmente para el dolor de regla y otras dolencias están contraindicados en el embarazo, porque en el primer trimestre podrían afectar a la fertilidad de los futuros bebés, y en el tercer trimestre producen el cierre precoz del conducto arterioso, lo que provoca un aumento de la presión intrapulmonar y arterial, perjudicial para el bebé. En el caso de fiebre mayor de 38° mantenida en el embarazo, si con medidas físicas (paños fríos en frente y muñecas) no baja, se puede tomar paracetamol de un gramo, y consultar a un médico que valore la causa y dé pautas a la embarazada.

Tóxicos y disruptores endocrinos

Es necesario seguir las recomendaciones generales: evitar el tabaco, el alcohol y el abuso de cafeína (un café con cafeína al día es seguro). Respecto a otras bebidas, como las infusiones, sobre todo durante el embarazo, nunca deben consumirse más de dos tazas al día, y es necesario seguir las siguientes indicaciones:

Evitar: poleo menta, *ginseng* y hierba luisa (si los has tomado, no pasa nada, pero no es recomendable consumirlos regularmente).

Tomar con precaución: hinojo, regaliz, salvia, canela, manzanilla, valeriana, té negro y té verde.

Sin problemas: tila, tomillo, hojas de frambuesa, jengibre, té rojo sin teína (*rooibos*), altea, agua melisa, flor de azahar, pasiflora, melisa y eucalipto.

Además de los tóxicos, el café y las infusiones, no debemos pasar por alto los potenciales peligros de los disruptores endocrinos. Se trata de unas sustancias químicas exógenas que pueden encontrarse, por ejemplo, en los productos de cosmética, limpieza, utensilios plásticos de cocina, textiles, etcétera, y que pueden tener efectos nocivos para la salud propia o para la del feto, como consecuencia de cambios en la función endocrina. Algunos de ellos son el bisfenol A, los parabenos, los ftalatos, la benzofenona-3 y el triclosán, de manera que se debe intentar reducir su uso en contacto con la piel durante la búsqueda y en el embarazo. Para detectarlos, debes leer los prospectos y la composición de los productos que utilices para tu cuidado y para el de tu casa, y desechar los que contengan estas sustancias. Y, ante la duda, es mejor que preguntes si algún producto específico es recomendable antes y durante la gestación.

Si buscas un embarazo o estás embarazada, mi consejo con respecto a los disruptores endocrinos puede resumirse en los siguientes puntos:

- Maquíllate lo imprescindible, con productos libres de tóxicos. Revisa tu maquillaje, tus geles, tus cremas hidratantes y tus cremas solares, y usa productos de higiene libres de parabenos.

- Evita los utensilios para comer de plástico y cámbialos por utensilios hechos con materiales como el vidrio.

- No calientes alimentos en materiales con bisfenol A.

- Usa telas de fibras naturales.

- Reduce el consumo de alimentos enlatados, precocinados y congelados, e intenta consumir carnes sin hormonas ni pesticidas.

- Evita el uso de insecticidas.

- No abuses de las toallitas higiénicas.

La pareja

A no ser que vayas a ser madre soltera, tener un hijo suele ser cosa de dos. Es entendible que la mujer se interese desde el primer momento por toda información que pueda obtener para comprender los cambios que se van a producir en su cuerpo y todos los procesos a los que se va a enfrentar, pero yo recomiendo que el padre también trate de conocer el proceso para mantenerse informado, disipar sus miedos y prestar apoyo.

El papel de la pareja suele estar en un segundo plano, pero debemos tener en cuenta sus sentimientos de incertidumbre, nerviosismo, dudas o intranquilidad, que, en muchas ocasiones, no transmiten a la madre por no preocuparla aún más. Ellos también desean con fuerza que vaya todo bien y tener a vuestro bebé en brazos. Así que, si vas a ser padre y me estás leyendo, ¡enhorabuena!, gracias por informarte sobre este maravilloso proceso. Tu papel es igualmente importante y tu iniciativa es digna de mención. Por todo ello, aquí van mis consejos para que disfrutes del proceso y sepas cómo brindar apoyo de la mejor manera:

- Los primeros días tras el positivo puede que ella esté un poco más irritable o estresada, es normal, y pasará tras la primera visita al ginecólogo, cuando vea que va todo bien. Ponerte en su lugar puede ayudarte a entenderla.

- Comenta tus miedos y preocupaciones con tu pareja o con alguien cercano, te ayudará a estar más tranquilo.

- Conoce las pruebas por las que va a pasar tu pareja y para qué sirven. Será más fácil cuando os informemos en consulta que los dos sepáis de lo que hablamos y toméis decisiones en conjunto.

- Intenta estar presente en las ecografías. Sé que tu trabajo o tus planes son importantes, pero tu hijo o hija lo es más, y ver cómo va creciendo dentro del útero es algo irrepetible.

- Durante el embarazo tu papel será de apoyo, pero durante el parto será crucial. Es importante que conozcas las fases del parto y que le des soporte y aliento a la madre cuando más lo necesite. He visto a mujeres venirse arriba por la fuerza con la que las ha apoyado su pareja.

- Los primeros días tras el parto serás sus manos y sus pies: cuida a la madre y al bebé todo lo que puedas para que ella no deba hacer nada más que descansar y dar el pecho (si así lo decide).

- Intenta que las visitas en casa sean mínimas por la salud del bebé y el descanso de madre y bebé. Si quedáis con gente, mejor al aire libre.
- Si la madre le da el pecho, tú puedes elegir la hora del baño. Ya verás cómo será un momento que vas a disfrutar mucho y que recordarás para siempre.
- Es importante que no todas las tareas de la casa recaigan en la misma persona, ya que son algo de dos. Un reparto al 50 % es básico para que la relación de pareja fluya.
- Ambos debéis tener tiempo para vuestros *hobbies*, y tras tener un bebé puede ser difícil retomarlos, sobre todo para la madre, así que facilita que pueda hacerlo.
- Durante la crianza debéis apoyaros e ir en la misma dirección. Hablad mucho de cómo os sentís y de cómo educar a vuestro hijo.
- Sé un padre presente; ver crecer a tu hijo es de las mejores cosas que te regala la vida.

La paternidad comienza por la deseada búsqueda, el apoyo en el embarazo y el aliento en el parto, y continúa estando presente en la crianza para toda la vida.

Las primeras dudas

¿Cuándo debo acudir a la matrona o a la consulta ginecológica?

Esta es la principal duda de la madre primeriza después de ver el test: «Y ahora, ¿cuándo pido cita y a quién?». Es sencillo: puedes acudir a la matrona, médica de familia o ginecóloga en la semana 7 u 8 para que te abra la historia clínica, la famosa cartilla o libro de la embarazada, y solicite la primera analítica, que suele realizarse entre las semanas 9 y 10, ya que estas son las semanas más efectivas para medir las hormonas para el *screening* del primer trimestre, pero no te preocupes si se te ha pasado la fecha porque esta analítica puede realizarse entre la semana 8 y la 13. Además, en el siguiente capítulo te explicaré todo lo que se hará en esta visita.

Por otro lado, para hacer la primera ecografía precoz (semanas 8-10), que será transvaginal (porque es la vía que permite ver mejor el embarazo), te aconsejo que esperes hasta después de la semana 8.

En algunos centros públicos se ha instaurado una visita precoz con una primera ecografía entre las semanas 9 y 10 que permite confirmar que todo está correcto y contabilizar el número de embriones, así como valorar la modificación o iniciación de tratamientos, elaborar una amplia historia clínica y resolver dudas. Por lo general, la primera ecografía en la sanidad pública se realiza desde la semana 11 hasta la 13+6 (trece semanas y seis días), tanto vía abdominal (por la barriga) como vaginal (por la vagina). En la sanidad pública se intercala el seguimiento en el centro de salud por la matrona y el médico de familia. Las visitas al centro de salud son flexibles y se hacen en las semanas 7-8, 15-16, 24, 28, 32, 35 y 39. En estas visitas te pesarán, te tomarán la tensión arterial, medirán la altura uterina, solicitarán o revisarán analíticas, pautarán vacunas, te darán consejos y resolverán las dudas que tengas. Durante estas visitas tendrán lugar las tres ecografías realizadas por el ginecólogo o ginecóloga, en las semanas 12, 20 y 35-36.[1]

Deporte y embarazo

A pesar de que los beneficios de la actividad física en el embarazo son ampliamente conocidos, las estadísticas de embarazadas que hacen deporte durante este periodo son bajas. De hecho, parece ser que más del 45 % no realiza ningún tipo de ejercicio físico en el embarazo, y algunos de los motivos más comentados de por qué esto sucede son: miedo a causarle daño al feto, que a la embarazada no le guste practicar deporte, falta de tiempo, desconocimiento de los deportes que se pueden practicar de manera segura o miedo a sufrir alguna lesión.

Mi consejo es que antes, durante y después del embarazo hagas ejercicio físico, ya que es fundamental para llevar un estilo de vida saludable, por tu salud y como autocuidado. Además del consejo de que hagas ejercicio siempre, durante el embarazo los beneficios son más que acusados, tanto para ti como para tu bebé y de cara al parto, como te contaré a continuación. El tiem-

[1] En el anexo final encontrarás un esquema del seguimiento de embarazo para que te resulte más fácil ubicarte temporalmente.

po y la intensidad de este ejercicio dependerán del tiempo del que dispongas y de tu forma física, pero, por favor, no dejes que nuestro ritmo de vida frenético te impida llevar a cabo una actividad física al menos tres horas a la semana, pues es algo básico tanto en el embarazo como fuera de él.

Algunos de los principales beneficios del deporte durante el embarazo son:

- Controla tu peso y el peso del bebé.
- Reduce la probabilidad de diabetes gestacional, hipertensión gestacional y preeclampsia.
- Reduce el edema, el dolor de espalda y el estreñimiento, y previene las hemorroides.
- Mejora el humor, previene la depresión, libera el estrés y favorece el descanso.
- Da mayor movilidad a las articulaciones, tonifica los músculos, aumenta la energía, la fuerza y la resistencia.
- Mejora la resistencia al esfuerzo y al dolor para afrontar el parto.
- Favorece una mejor recuperación posparto.

Está demostrado que realizar actividad física es bueno para ti, controla el peso del bebé, reduce patologías en el embarazo, favorece el parto y tu recuperación tras él. ¡Anímate a hacer ejercicio!

No debes parar de hacer deporte al ver el test positivo, pero sí tendrías que hacer una serie de modificaciones en tu actividad física:

- Su intensidad debe ser moderada.

- Deben evitarse las pulsaciones elevadas, el ejercicio debe permitirte hablar.

- Se aconseja practicar ejercicio físico durante cuarenta a cincuenta minutos al día durante tres o cuatro días a la semana.

- Evita los saltos y activar mucho los abdominales.

También deberás evitar algunos deportes específicos, como:

Los que tienen riesgo de caídas: esquí, caballo, patinaje o ciclismo.

Los deportes de contacto: fútbol, baloncesto, rugby y los deportes de combate.

Buceo, surf, step, pádel, tenis, deportes de motor o deportes de aventura.

Puede que te preguntes cuáles son entonces los deportes más indicados durante el embarazo. Aquí tienes la respuesta:

Pilates o yoga: ambas disciplinas pueden y deben adaptarse al cuerpo de una persona embarazada, ya que hay ciertas posturas no recomendadas, pero suponen una buena oportunidad tanto para relajarse como para mantener los músculos y las articulaciones en forma. Es recomendable combinarlas con alguna otra actividad aeróbica con más gasto cardiovascular, como caminar, natación o ejercicio funcional.

Natación o *aquagym*: ambas actividades son aeróbicas y, debido a su bajo impacto (por realizarse en un medio como el agua), son muy recomendadas tanto en el embarazo como en el posparto. Implican varios grupos musculares, con lo que son muy completas, y, además, puedes llevarlas a cabo con facilidad hasta el final del embarazo.

Caminar: quizá sea la actividad más sencilla, y está al alcance de cualquiera. También es una actividad perfecta si no sabes por dónde empezar. Te aconsejo que comiences caminando a buen ritmo entre quince y treinta minutos tres o cuatro veces a la semana y que vayas aumentando el tiempo. Después completa esta rutina con algún otro ejercicio más completo, como la natación.

Correr: no suele ser recomendable empezar a ser *runner* en el embarazo, pero si ya eres corredora habitual solo debes bajar un poco el ritmo, evitar la montaña por el riesgo de caída y ¡adelante! En esta etapa de tu vida no correrás para mejorar tus marcas, pero mantendrás tu forma física y te sentirás activa.

Entrenamiento de fuerza: el Colegio Americano de Ginecólogos y Obstetras recomienda ciento cincuenta minutos de actividad aeróbica de intensidad moderada cada semana, incluyendo la práctica de ejercicios de fuerza. El ejercicio de fuerza, si es controlado, no supone un riesgo para la mamá o el feto, sino que brinda muchos más beneficios de los que se pudieran pensar. Es recomendable que te guíe un entrenador cualificado para embarazadas que te marque qué ejercicios estáticos realizar con tu nuevo peso, cuánto peso en mancuernas, pesas y máquinas es el recomendado para ti, etcétera. Personalmente, te animo a que empieces tu entrenamiento de fuerza por lo variado y entretenido que es realizar ejercicio funcional o *crossfit* adaptado.

Mi consejo es que combines ejercicios de fuerza o natación dos veces a la semana con pilates o yoga otras dos veces. Así harás actividad aeróbica, que te dará más resistencia, a la vez que mejoras la movilidad de tus articulaciones.

Aunque prácticamente todo son ventajas cuando hablamos de hacer deporte, cada embarazada es un mundo y pueden surgir complicaciones en ciertos embarazos. Por ello, si alguno de los siguientes problemas aparece, es recomendable que suspendas el ejercicio físico y consultes tus dudas con tu médico o médica:

- Hemorragia vaginal.
- Mareo o vértigo.
- Sensación de falta de aire previa al ejercicio.
- Debilidad muscular o inflamación de alguna articulación.
- Palpitaciones o taquicardia.
- Contracciones uterinas, bolsa rota o disminución de los movimientos del feto.

Por último, si has iniciado la práctica de deporte en el embarazo, te animo a que sigas realizándola en el posparto, ya que después de tener a tu bebé también debes seguir cuidándote. Tras la cuarentena posterior al parto, puedes volver a tu rutina de ejercicio físico progresivamente siempre que ya hayas obtenido los resultados de la valoración de tu suelo pélvico. Y también te aconsejo, por supuesto, que pongas el deporte en el centro de tu vida y lo incluyas en tu rutina estés o no embarazada, pues el deporte es, sin duda, salud.

El deporte te ayudará a reducir el estrés y a que te sientas mejor. Sé que puede parecer imposible sacar un hueco, pero te aseguro que yo, con tres hijos, logro encontrarlo. Por supuesto, es imprescindible que tu pareja o familia te apoyen en esto y que puedas salir a hacer deporte a la calle, a la piscina o a tu gimnasio. Si esto no es posible, también puedes buscar alternativas para entrenar en casa; hay mucho material en internet y encontrarás vídeos que se adapten a tu espacio y necesidades, e incluso puedes apuntarte a clases *online*. La cuestión es dar con la mejor opción para ti: ¡busca tu momento para hacer ejercicio físico y no lo abandones nunca!

Sexo, ¿sí o no?

Además del deporte, otra cosa que da miedo después de ver el positivo son las relaciones sexuales. Vuestros temores más habituales son que estas relaciones puedan causar daños para vosotras o para el feto. Nada más lejos de la realidad, así que ¡vamos a cambiar el chip!

La anatomía femenina está tan bien hecha que el embrión vive realmente protegido, así que, si no hay ningún problema previo que lo desaconseje, puedes mantener relaciones sexuales siempre que te apetezca y con la frecuencia que quieras. No hay ninguna contraindicación y es saludable que sigas con tu vida sexual tras el positivo si esta te satisface, ya que, igual que el deporte, también tiene mucho que ver con la salud y el bienestar.

Solo deberás evitar las relaciones sexuales en el embarazo si hay:

- Sangrado vaginal en cualquier trimestre.
- Placenta previa (trastorno en el que la placenta cubre total o parcialmente la abertura del útero).
- Contracciones uterinas antes de tiempo cuando el bebé es aún prematuro para nacer (menos de treinta y cinco semanas).
- Acortamiento cervical.
- Rotura prematura de membranas.
- Infecciones vaginales de repetición.

Antes de subir de peso, soléis ver más claro esto de las relaciones, pero en el tercer trimestre muchas mujeres me comentan que no quieren mantener relaciones porque están cansadas, pesadas, no duermen, no se sienten atractivas, sienten molestias, tienen miedo a infecciones o a que aparezcan las contracciones y, además, en ocasiones la pareja tampoco ayuda por miedo a dañar al feto. Pues bien, como suelo explicar en mis vídeos en redes sociales, entre la vagina y el bebé está el cuello del útero, que tiene entre tres y cuatro centímetros aproximadamente y, además, en el embarazo se aísla de la vagina mediante el tapón mucoso, que es un cúmulo de moco que produce el cérvix y que se queda en el canal cervical durante todo el embarazo. Durante la penetración, el pene topa con el cuello del útero y no llega ni por asomo a la cabeza del bebé, e incluso en las últimas semanas mantener relaciones sexuales parece que ayuda a que el cérvix esté más blando y preparado para el parto, y favorece a su vez las contracciones, así que no solo no está contraindicado, sino que está recomendado. Otra cosa es que la pareja no se sienta cómoda o que no le apetezca, claro. Pero, ante esto, tendréis que comunicaros y buscar posturas y alternativas más cómodas para ambos.

¿Puedo ir al dentista?

Una enfermedad periodontal es un factor de riesgo de tener un parto prematuro, de manera que el dentista debe ser una visita obligada si estás buscando tu positivo o si ya estás embarazada, pues es importante tener en regla la salud bucodental. Además, es recomendable que repitas la revisión hacia el final del embarazo.

Durante el embarazo se producen cambios a nivel bucodental (dientes y encías más sensibles, mayor acidez en la saliva, desequilibrio de la microbiota oral, sequedad bucal), y eres más propensa a varias situaciones:

- Los vasos sanguíneos de las encías son más frágiles y puede producirse sangrado durante el cepillado. Tranquila, es totalmente normal.
- Hay más propensión a las gingivitis, caries y periodontitis debido a los cambios en los niveles hormonales.

Debes cepillarte los dientes tras cada comida y, además, usar el hilo dental.

Cuando vayas al dentista, seguramente te entren las dudas ante diversas intervenciones. Aquí te dejo algunas de las que sí podrás hacerte sin miedo estando embarazada:

- Limpieza bucal.
- Radiografía con delantal de protección.
- Empastes, extracciones u otros con anestesia local.
- Toma de antibióticos compatibles con el embarazo. Sin embargo, evita los antiinflamatorios para el dolor; mejor será tomar paracetamol.

Es recomendable acudir a revisión al dentista al inicio y en las últimas semanas del embarazo.

¿Cuánto tengo que engordar?

«¿Cuánto tengo que engordar, Ana Rosa?». Os he oído preguntarme esto bastante angustiadas en la consulta miles de veces. La respuesta a esta pregunta no parte de una preocupación estética, sino más bien de que un aumento de peso excesivo en el embarazo puede llevar a la diabetes gestacional, la preeclampsia (hipertensión durante el embarazo), el parto pretérmino (semanas antes de la fecha estimada), el macrosoma (tamaño excesivo del feto) y a un mayor riesgo de cesárea. Además, la alimentación durante el embarazo y los dos primeros años del niño o niña influirá en sus órganos para el resto de su vida.

Por ello, y como ya hemos mencionado, es fundamental llevar una alimentación equilibrada y realizar ejercicio regular en el embarazo. «Pero, entonces, ¿cuánto debo engordar si estoy embarazada?». La respuesta a esta pregunta depende del peso previo de la mujer, de la ganancia ponderal y de si es un embarazo único (es decir, de un solo feto) o no.

Hablemos de la ganancia ponderal (que llamaremos GP en la tabla), esto es: la diferencia entre el peso materno final y el peso inicial antes del embarazo. Basaremos esta ganancia en el IMC (índice de masa corporal: peso de una persona en kilogramos dividido por el cuadrado de la estatura en metros) de la madre, y será diferente si el embarazo es único o gemelar. En la siguiente tabla verás los kilogramos aproximados que puedes ganar según tu IMC previo y tu tipo de embarazo:

IMC	GP embarazo único	GP embarazo gemelar
Bajo IMC <18	12,5-18 kg	17-25 kg
Normal IMC 19-26	11,5-16 kg	17-25 kg
Sobrepeso IMC 26-29	7-11,5 kg	14-23 kg
Obesidad IMC >29	5-9 kg	11-19 kg

Sin llegar a obsesionarse, es importante llevar un control del peso. A modo de orientación, es bueno que sepas que puedes ganar alrededor de 1,5 kilos al mes, pero si no ganas peso, y las ecografías están bien, ¡no te preocupes!, puede que sea una señal de que estás comiendo mucho mejor y haciendo ejercicio físico, así que ¡tranquila!

¿Cuándo doy la noticia a la familia y en el trabajo?

Soléis preguntarme cuándo creo que es el mejor momento para informar a la familia o en el trabajo y mi respuesta siempre es que no hay ninguna norma establecida sobre esto y que dependerá de vuestra relación con los familiares, de vuestras relaciones laborales, de cómo os sintáis y de lo que os apetezca.

Hay parejas y madres solteras que prefieren esperar a los resultados del *screening* del primer trimestre y hay otras que informan desde el test positivo; tu elección es libre. Eso sí, veo que a veces se cuenta previamente con las pérdidas gestacionales precoces (los abortos espontáneos en las primeras semanas de embarazo) y no se da la noticia a familiares o amigos para evitarles un disgusto. Creo que debemos normalizar que estas cosas pasan y que, si pasan, necesitaremos apoyo, por lo que, si lo necesitamos, contemos desde el positivo con nuestros seres queridos y démosles la noticia para que estén con nosotras en lo que venga.

La pérdida gestacional temprana es un duelo en el que ayuda tener el máximo apoyo posible. No lo viváis vosotros dos solos; normalizarlo, compartirlo y verbalizarlo os va a ayudar a superarlo, y, si se os hace muy cuesta arriba, pedid ayuda a un psicólogo perinatal, que os podrá dar las herramientas necesarias para superarlo.

Respecto a informar en el trabajo, me gustaría aconsejarte varias cosas. Si corres riesgos en él, si manejas tóxicos, levantas bastante peso, trabajas con un alto nivel de ruido, estás muy expuesta a la COVID-19 u otras infecciones o cualquier otro factor que ponga en peligro el embarazo, debes solicitar que te cambien el puesto de trabajo o que lo modifiquen lo máximo posible para evitar riesgos, y, si no puede ser, deben darte la baja laboral. Sin embargo, si no corres riesgos en el trabajo, puede ser interesante no decir nada hasta pasado el primer trimestre y ver que todo está en orden; así evitarás planificaciones previas que puede que no sean necesarias y no te sentirás tan expuesta ni presionada durante los primeros meses mientras decides cómo quieres llevar tu embarazo.

Decidas lo que decidas, piensa siempre que dar la noticia es cosa tuya y que hacerlo de un modo positivo y cómodo solo debe atender a tus necesidades personales en cada momento. Así que ¡déjate guiar por lo que te pida el cuerpo!

Viajes

Estar embarazada no es un impedimento para viajar si el embarazo transcurre dentro de lo normal, así que, si eres viajera habitual o si te apetece planificar algún viaje, no dudes en hacerlo. Claro que, dependiendo de la etapa de tu embarazo, sí tienes que prestar atención a algunos factores:

La forma de viajar: debes estar hidratada y no andar en exceso.

El destino elegido: cuidado con países tropicales o desfavorecidos.

Debes tener más **precaución durante el primer y el tercer trimestre**, así que puedes planificar el viaje sin que coincida con esos periodos.

En las últimas semanas no se recomienda viajar porque no se sabe cuándo puede acontecer el parto o alguna complicación del embarazo, y es mejor que puedas acudir a tu hospital de forma rápida.

Por lo demás, no debería haber ningún problema si te ves con fuerzas y te apetece. Y, si tu caso es excepcional y el embarazo presenta complicaciones, tienes que saber que no debes viajar si cuentas en tu historial con alguno de estos supuestos:

- Malos antecedentes gestacionales: abortos previos o incompetencia cervical (partos pretérmino previos), antecedentes de embarazo ectópico, antecedentes de rotura prematura de membranas, etcétera.

- Gestación múltiple.

- Sangrado vaginal.

- Anemia severa o patología materna de base no controlada.

- Antecedentes de tromboembolismos.

- Anomalías de la placenta (previa, baja, vasos previos).

Por supuesto, no es lo mismo hacer una escapada a la sierra cercana al lugar en el que vives que hacer un viaje a otro continente. Tampoco es lo mismo escoger un medio de transporte que otro, así que, según lo que escojas, deberás tener en cuenta algunas indicaciones.

Si viajas en tren, coche o autobús, deberás realizar paradas cada dos horas para estirar las piernas, hacer pis y mantenerte hidratada. Además, en el último mes no se aconseja la conducción por si aparecen las contracciones, los mareos u otros percances.

En cuanto al avión, se desaconseja cogerlo en el último mes y durante los siete días posteriores al parto (son los primeros días del puerperio, el tiempo que el aparato reproductor femenino tarda en recuperarse del parto, que se estima en cinco o seis semanas aproximadamente). En vuelos largos deberás levantarte y caminar para ayudar a tu circulación y evitar la hinchazón en piernas y tobillos y otros problemas asociados al retorno venoso. Ten también en cuenta que no hay problema en pasar por los arcos de detección de metales de los controles de embarque, pues el campo electromagnético con el que funcionan es similar al de los electrodomésticos caseros.

Si decides viajar en barco, te desaconsejo los cruceros multitudinarios, pues no son el escenario ideal para una embarazada, y menos en pandemia. Las aglomeraciones, la comida de bufet compartida y el ajetreo de este tipo de vacaciones no te vendrán bien. Eso sí, puedes coger un barco siempre que lo desees, sobre todo si no eres propensa a marearte y si te gusta estar cerca del mar.

Igual que con el deporte y el sexo, si te gusta viajar, cambia el chip y hazlo durante tu embarazo. ¡Disfrútalo!

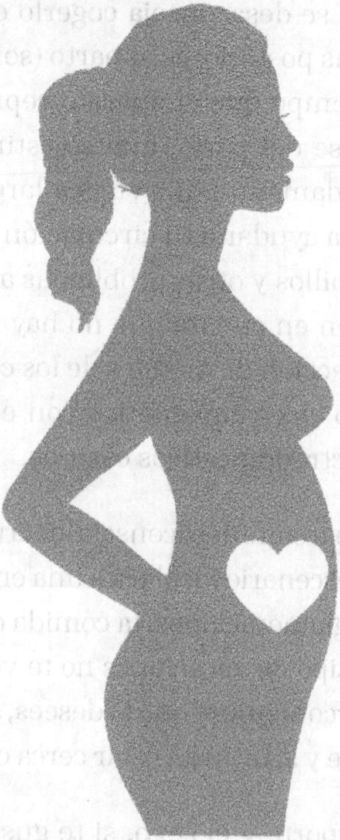

Capítulo 2

Cómo no asustarse en la primera visita ginecológica

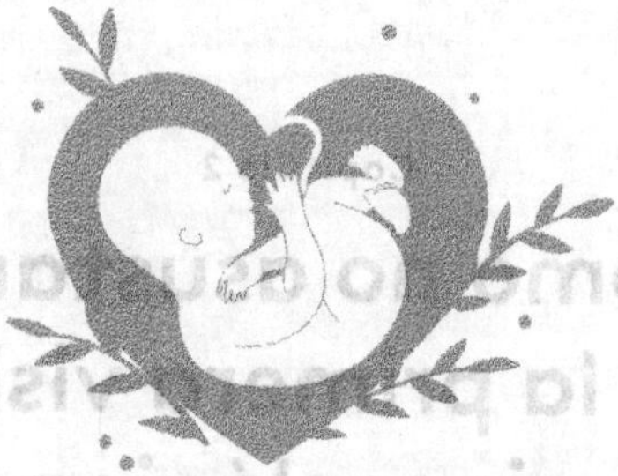

Lo has conseguido, ya tienes tu positivo. ¡Enhorabuena de nuevo! Sé que ahora, tras el subidón inicial, te inquieta saber qué pasos médicos debes seguir y sientes incertidumbre ante lo que vendrá. Pues bien, el siguiente paso después del positivo es acudir al centro de salud (si vas a la sanidad pública) o al ginecólogo (si el seguimiento es privado).

¿Cuándo debes acudir al hospital? El momento ideal para la primera visita es entre las semanas 6 y 8, contando desde el primer día de la última regla. Como te explicaba en el capítulo previo, el día que baja la regla lo conocemos como FUR (fecha de última regla) y todo se cuenta desde ese momento en semanas y en días (ejemplo: 12+6 serían doce semanas y seis días). Allí serás atendida por los médicos y médicas de familia, o por matronas y matrones (enfermeros especializados en atención a la mujer).

Muchas me decís: «Voy a que me den el libro de embarazo», y sí, cuando vengas te daremos la famosa cartilla de la embarazada, un pequeño librito al que apenas dais importancia (porque muchas veces no lo lleváis encima cuando os lo pedimos), pero que la tiene, ¡y mucha!

La cartilla o libro de la embarazada

Vamos a ver qué es lo que os preguntamos en esta visita para anotar en la cartilla y por qué lo hacemos:

Edad, peso y altura

Aquí cobran especial importancia las edades extremas (mujeres menores de dieciséis o mayores de treinta y cinco años), que están más relacionadas con complicaciones en el embarazo.

Así, en chicas menores de dieciséis se hace un seguimiento más estrecho porque suelen ser embarazos ocultos hasta avanzada la gestación y porque suelen relacionarse con bebés de bajo peso al nacer, amenaza de parto prematuro y mayor riesgo de depresión posparto. Además, el embarazo en estas edades es causa de abandono escolar, precariedad y aislamiento social.

Aquí quiero añadir como dato importante que en el mundo, según la OMS, hay unos dieciséis millones de mujeres entre quince y diecinueve años y un millón de niñas menores de quince años que dan a luz anualmente, la mayoría en países con ingresos bajos o medios. Y las complicaciones durante el embarazo y el parto son la principal causa de muerte en este rango de edad.

La adolescencia es una etapa para aprender, formarse y vivir, no para ser madre.

Por otro lado, las mujeres mayores de treinta y cinco años tienen más riesgo de abortos, problemas cromosómicos, preeclampsia o diabetes gestacional, y hay que valorar otros factores, como el peso, la altura, el índice de masa corporal, el tipo de dieta que siguen, si son fumadoras, si hacen ejercicio físico, cómo es su descanso, su nivel de estrés, etcétera, ya que todo esto influye en cómo se desarrollará el embarazo.

Cada vez se retrasa más la maternidad, y esto también conlleva una mayor incidencia de problemas en el embarazo.

El peso es otro dato importante que evaluar, ya que las embarazadas con pesos elevados o bajos pueden presentar mayores problemas en el embarazo. La obesidad está relacionada con una mayor incidencia de abortos, malformaciones fetales (del tubo neural, por ejemplo), diabetes gestacional, bebés demasiado grandes, mayores partos inducidos y mayor riesgo de preeclampsia. Pero también el bajo peso materno puede complicarse con abortos, amenaza de parto prematuro o bajo peso al nacer.

Tener un peso que no esté ni muy por encima ni muy por debajo de nuestro peso ideal no es un consejo que parta de un capricho médico, sino que, según la evidencia científica, está claramente relacionado con un menor número de complicaciones en el embarazo. Por ello hay que insistir en llevar una dieta saludable y en realizar ejercicio físico regular como base de un estilo de vida sano.

Profesión

Es importarte saber cuál es tu puesto de trabajo para conocer si el embarazo está en riesgo. Por ejemplo, si trabajas con niños pequeños o pasas mucho tiempo de pie.

Algunas condiciones de trabajo se han asociado a malos resultados obstétricos (nacidos pretérmino, bajo peso en el nacimiento, etcétera):

- Trabajo de más de treinta y seis horas por semana o más de diez horas por día.
- Bipedestación prolongada (estar de pie más de seis horas por turno).
- Ruido excesivo.

- Carga física de peso.
- Estrés psicológico o físico.
- Trabajo en un entorno de temperaturas bajas.
- La exposición ocupacional a agentes tóxicos, anestésicos, disolventes y pesticidas puede incrementar el riesgo de abortos, malformaciones y otros efectos adversos.

Con relación a las trabajadoras de escuelas infantiles o madres de niños menores de tres años, recordemos que el citomegalovirus (CMV) es frecuente en estas edades y de fácil transmisión, siendo la saliva, la orina, la secreción vaginal, el semen, la transplacentaria y la leche materna las principales vías de contagio. Este virus tiene una prevalencia de un 60 % en las mujeres de nuestro entorno, cursa sin síntomas generalmente y produce una de las infecciones congénitas más frecuentes, con una incidencia de infección materna primaria de 1-1,5 % y una prevalencia de neonatos infectados de 0,6-0,7 %. De estos, el 17-20 % presentará secuelas inmediatas o a largo plazo. Además, el CMV es una de las principales causas de pérdida de audición en la infancia.

Si estás embarazada y tienes hijos o familiares menores de tres años o eres trabajadora en una escuela infantil, no los beses en la boca, no compartas cubiertos y lávate las manos frecuentemente y, en especial, tras manipular su pis.

Para las chicas que están mucho tiempo de pie, como camareras, dependientas o peluqueras, es recomendable que usen medias de compresión fuerte para embarazadas, que les puede recetar su médico de atención primaria o su ginecólogo, ya que favorecen el descanso, mejoran el retorno venoso, evitan la formación de arañas vasculares y previenen la trombosis venosa profunda.

Si trabajas de pie y estás embarazada, debes usar medias de compresión fuerte para embarazadas.

Antecedentes familiares

Para cubrir esta cartilla de embarazada también te preguntarán si tus padres padecen o han padecido alguna enfermedad. La patología familiar que repercute claramente en el embarazo es la diabetes, de manera que si alguno de los dos progenitores de la embarazada es diabético, a la gestante se le hará (en España) en primer trimestre el test de O'Sullivan.

Este test se realiza para saber cómo funciona el metabolismo del azúcar en el embarazo, y funciona de la siguiente manera: deberás beber 50 g de glucosa y, una hora después, medirán la glucemia por analítica de sangre, siendo el límite de 140 mg/dl. Cuando existen factores de riesgo, como la diabetes gestacional en un embarazo anterior, sobrepeso u obesidad, bebé grande en gestación previa o antecedentes familiares de diabetes, esta prueba debe realizarse en el primer trimestre. Si sale normal, el protocolo en España es hacerla de nuevo alrededor de la semana 28. Es decir, sin antecedentes de interés, en la semana 28, y con antecedentes, en el primer trimestre y la semana 28.

Si tu padre o tu madre son diabéticos, te solicitarán la prueba corta del azúcar en el primer trimestre. También te la pedirán si, en un embarazo anterior,

tu bebé pesó más de cuatro kilos al nacer, si tuviste diabetes gestacional o si tienes sobrepeso.

Antecedentes personales

En la cartilla se recogen los datos de salud importantes sobre la madre, como si es hipotiroidea, diabética tipo I, epiléptica, etcétera, y también si toma algún tratamiento especial que haya que abandonar o modificar de cara al embarazo, o bien añadir otro.

También se recoge información acerca de si se le ha realizado algún tipo de cirugía previa o si padece algún tipo de alergia a fármacos o alimentos.

FUR y FM

Hay dos fechas importantes que debemos anotar en la cartilla:

FUR: fecha de la última regla. Las semanas de embarazo se cuentan desde el primer día de la última regla porque esa fecha es algo objetivo que se puede evaluar, y las dos semanas de maduración del óvulo en tu ciclo menstrual se cuentan en las cuarenta semanas de embarazo, aunque aún no estés embarazada. Pero si en la ecografía del primer trimestre la medida de longitud craneocaudal (CRL, por sus siglas en inglés) del bebé indica una edad gestacional diferente, este FUR deberá ser modificado para ajustarse a lo que indica la ecografía, porque es la forma más exacta de actuar.

FM: fórmula menstrual. Se refiere a los días que dura la regla y cada cuántos días te viene, por ejemplo: 5-6/28. Esto es importante de cara a saber si la mujer tiene ciclos regulares o no que puedan influir en la datación del embarazo.

Si estás buscando quedarte embarazada, apunta la fecha en la que te viene la regla, es decir, el primer día en el que ves el sangrado menstrual, ya que este dato será lo primero que te preguntaremos para datar el embarazo, que empieza a contarse desde las dos semanas en que madura el óvulo. En la primera ecografía podremos corregir la fecha según la CRL, porque es la forma más exacta de datar el embarazo.

Tipo de embarazo

Te preguntaremos si te has quedado embarazada sin ayuda (embarazo espontáneo) o si ha sido mediante técnicas de reproducción asistida. Si fue por estas últimas, debes indicarnos cuál fue la técnica empleada, si los óvulos eran tuyos o de donante, y el tratamiento que estás tomando en el momento de la entrevista.

En países industrializados, como España, la tasa de esterilidad es un 5-10 % superior que en el resto del mundo, según la Organización Mundial de la Salud. En concreto, en nuestro país, una de cada seis parejas en edad reproductiva tiene problemas a la hora de concebir.

Consumo de tóxicos

Como ya hemos adelantado, durante el embarazo: consumo cero de tóxicos. Ni tabaco ni alcohol ni drogas.

En esta primera visita, te preguntaremos si consumes estas sustancias y te instaremos a dejar de hacerlo. ¿Los motivos? Veámoslos por separado:

Tabaco. El consumo de tabaco en el embarazo tiene efectos nocivos en cualquier mes. Aparte de que dificulta la fertilidad, el consumo continuado de tabaco se relaciona con un mayor riesgo de aborto espontáneo, malformaciones (labio leporino y paladar hendido), retraso del crecimiento intrauterino, amenaza de parto prematuro, desprendimiento de placenta y mayor mortalidad y morbilidad neonatales.

Lo ideal es dejar de fumar en la búsqueda del embarazo, y, si te quedas embarazada y eres fumadora, que vayas reduciendo la cantidad de tabaco hasta conseguir dejarlo por completo lo antes posible para minimizar los riesgos. Si no puedes dejar de fumar por ti misma, pide ayuda. El tabaco se deposita en la placenta y crea un ambiente tóxico para tu bebé.

Alcohol. Como nos recuerda la OMS:

- El consumo de alcohol durante el embarazo está relacionado con un mayor riesgo de aborto espontáneo y parto prematuro, puede causar defectos de nacimiento y discapacidades en el bebé, dificultades en el aprendizaje y en el comportamiento social. Esto se conoce como trastorno del espectro alcohólico fetal, con dismorfia facial y problemas neurológicos, y es algo prevenible, es decir, que se puede evitar.
- No hay ninguna cantidad de alcohol que la madre pueda tomar durante el embarazo sin correr ningún riesgo. Tampoco es recomendable cocinar con vino.
- No hay ningún momento en el embarazo en el que se pueda beber sin correr riesgos.

Drogas. Aunque te parezca incompresible y aunque sean minoría, hay chicas que fuman cannabis o consumen cocaína estando embarazadas, lo cual hace que el bebé pueda tener un retraso del crecimiento, síndrome de abstinencia al nacer o que se produzca muerte intrauterina.

El consumo de drogas en el embarazo se relaciona también con abortos, defectos congénitos, bajo peso, prematuridad, muerte fetal intrauterina, síndrome de abstinencia y muerte súbita del lactante.

Estado de vacunación

Como ya hemos comentado, lo ideal es que antes de la búsqueda del embarazo acudas a una consulta preconcepcional y revises si es preciso que te pongas alguna vacuna. La vacuna que se suministra con más frecuencia antes o después del embarazo es la de la rubeola: esta vacuna no se puede administrar estando embarazada porque es de virus vivos (entra dentro de la vacuna triple vírica), pero solo hay que esperar cuatro semanas después de ponerla para buscar el embarazo. De manera que si en el embarazo te das cuenta de que no estás vacunada, puedes hacerlo después del parto, pues es compatible con la lactancia materna.

Historia obstétrica previa

Para nosotros es importante conocer cuántos embarazos o abortos has tenido, si tuviste algún problema en el embarazo (como diabetes o preeclampsia), cómo fue el parto, cuánto pesó el bebé y si vive sano. Así podremos valorar tu embarazo de una manera más exacta, prevenir riesgos y solicitar la primera analítica completa, que incluye hormonas para el cálculo de *screening* de cromosomopatías, siempre y cuando estés de más de ocho semanas, siendo entre las semanas 9 y 10 el momento más efectivo, aunque se puede hacer la extracción entre la semana 8 y la 13.

Como ves, la cartilla de embarazada recopila la información esencial sobre ti y tu embarazo, y es realmente importante para el personal médico que te atienda. Lleva siempre la documentación de tu embarazo contigo. Para los sanitarios es importante conocer tu historia clínica completa. Detrás de cada embarazo hay una mujer con una historia diferente a la que prestar atención.

Siete claves antes y después de tu primera visita ginecológica

Para que te resulte todavía más sencillo, te resumo en siete puntos lo esencial:

1. Acude a tu ginecólogo o a tu centro de salud a la primera visita de embarazo entre las semanas 7 y 8, contando desde la fecha de la última regla.

2. Lleva siempre contigo la cartilla de embarazada y toda la documentación que tengas de tu embarazo.

3. No fumes, no bebas alcohol ni tomes drogas.

4. Tómate la medicación que te aconsejen tu ginecóloga o tu matrona, atiende a sus recomendaciones médicas.

5. No tomes ningún fármaco sin consultarlo previamente.

6. Lleva una dieta saludable, haz ejercicio de forma regular (adaptado al embarazo), reduce el estrés y mantente bien hidratada.

7. Realiza la primera analítica cuando estés embarazada de más de ocho semanas; la efectividad en el *screening* del primer trimestre es mayor cuando se hace la extracción en las semanas 9 o 10, pero la primera analítica del embarazo es válida hasta la semana 13.

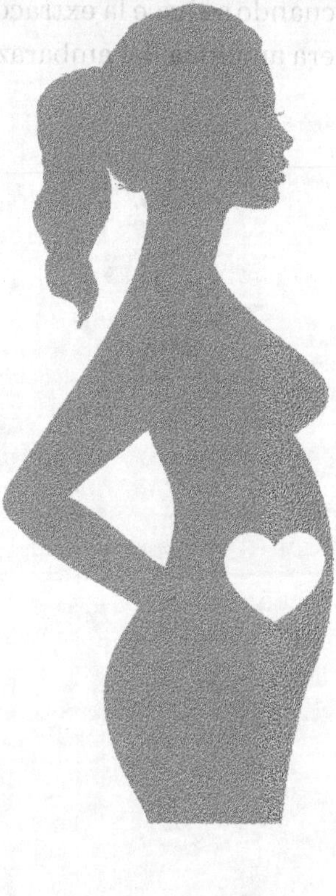

Capítulo 3

¿Por qué es tan importante el primer trimestre?

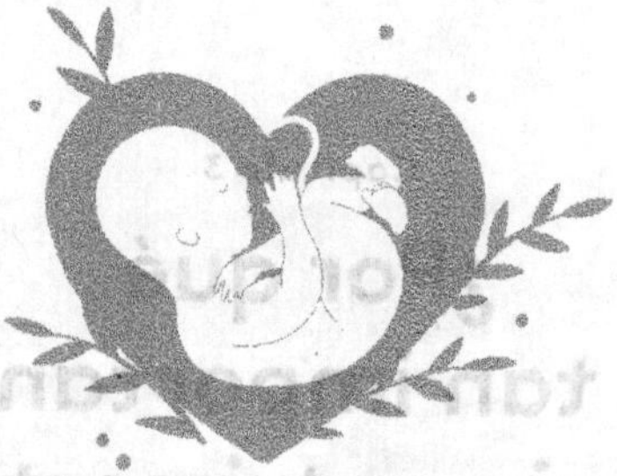

Tras el positivo, los primeros meses están cargados de ilusión e incertidumbres. ¿Mi embarazo saldrá bien? ¿Podré con todo? ¿Cuál será el sexo de mi bebé? ¿Debería hacerme más revisiones? Es normal, sobre todo si eres madre primeriza, que cientos de preguntas te ronden la cabeza y quieras tenerlo todo bien atado. Por ello, también es normal que los primeros meses sean decisivos para establecer la viabilidad de tu embarazo, informarte de todas las pruebas que debes hacerte e ir conociendo los cambios en tu cuerpo. Debido a la importancia de este primer trimestre, he decidido dedicarle este capítulo en su totalidad. ¡Sigue leyendo!

La vida embrionaria es la que se desarrolla hasta la semana 10 de embarazo. A partir de la semana 11 se considera que se inicia el periodo fetal, que es una etapa primordial en el embarazo porque en esas semanas se forman los órganos del bebé y la placenta, y es, a su vez, el periodo en que es más vulnerable a elementos externos, como tóxicos o infecciones. En cuanto al diagnóstico prenatal, la tendencia actual es a realizar la mayoría de los exámenes en el primer trimestre para clasificar el embarazo en bajo o alto riesgo para complicaciones como cromosomopatías, preeclampsia o parto prematuro, y ajustar así el seguimiento del embarazo.

Esto ha supuesto un cambio de paradigma gracias a la amplia evidencia sobre el tema que han publicado múltiples científicos, en especial el ginecólogo-científico griego afincado en Londres Kypros Nicolaides. Gracias a sus estudios, en los últimos treinta años se ha invertido la pirámide de seguimiento en las embarazadas, y se realizan en el primer y el segundo trimestre los controles analíticos y ecográficos más importantes y definitivos para el seguimiento y pronóstico del embarazo. A partir del tercer trimestre, el control deja de ser exhaustivo, al contrario que antiguamente. Y es en parte gracias a él y a sus estudios que hoy en día medimos la translucencia nucal y otros marcadores ecográficos, calculamos el *screening* de cromosomopatías y preeclampsia y elaboramos un estudio anatómico precoz, entre otras cosas.

Hoy día la evaluación en el primer trimestre es crucial para el pronóstico y tipo de seguimiento del embarazo.

Vamos a repasar lo que debes saber en el primer trimestre, que va hasta la semana 12. Esta etapa es primordial en el embarazo porque los órganos del bebé comenzarán a formarse y este será más vulnerable a elementos externos. Por ello, debes evitar tomar cualquier medicación que no hayas consultado previamente con un médico, y, por supuesto, también debes evitar tabaco, alcohol, tóxicos e infecciones. Sin embargo, a pesar de estos pequeños cambios, tienes que seguir con tu vida normal, tanto en lo que se refiere a relaciones sexuales como a deporte (con las modificaciones y adaptaciones que te he comentado en capítulos anteriores).

En el primer trimestre es importante que no tomes ninguna medicación que no hayas consultado previamente. Aparte de evitar algunos alimentos y modificar algunos ejercicios, puedes seguir con tu vida normal.

En el primer trimestre comenzarán las entrevistas, revisiones, pruebas y demás visitas médicas pautadas en tu embarazo.

Debes acudir a todas las que marquen los profesionales y atender a sus consejos. Estas son las iniciales:

Primera ecografía

A menudo me preguntáis cuándo hay que realizar la primera ecografía en el embarazo: lo indicado es no hacerla antes de la semana 7, porque puede llevar a preocupaciones innecesarias si se ha ovulado más tarde y aún no se ve nada en ella.

En la mayoría de los hospitales de España de la Seguridad Social se hace la primera ecografía alrededor de la semana 12 (semanas 11-13+6). Pero es ya una realidad que en algunos centros públicos se ha instaurado por protocolo una cita para la ecografía gestacional precoz alrededor de las semanas 9 o 10. Los objetivos de esta primera ecografía son:

- Revisar la historia clínica completa de la paciente y sus antecedentes.
- Modificar o añadir tratamientos médicos.
- Resolver dudas y dar recomendaciones.
- Valorar que el embarazo sea evolutivo (confirmar que el embarazo está bien implantado y que hay un embrión (¡o dos!) con latido, lo cual se verá a partir de la semana 6 o 7).
- Datar el embarazo (saber el tiempo exacto que llevas embarazada).

- Contar el número de fetos: saber si es un embarazo único, gemelar o múltiple.
- Valorar útero y anejos.

Conviene realizar la primera ecografía del embarazo a partir de la semana 7-8 para evitar preocupaciones innecesarias.

Molestias más frecuentes en el primer trimestre

Con el embarazo, el cuerpo cambia, es una realidad, por lo que, derivadas de estos cambios, aparecerán sensaciones, dolores o alertas corporales nuevas que podemos suponer como problemas si no sabemos identificarlos correctamente.

Para que no te alarmes, conviene que conozcas qué cambios sucederán en tu cuerpo y que sepas detectarlos como algo normal. Estos son algunos de los más habituales:

Dolor «de regla»

Debido a la implantación del blastocisto en el endometrio pueden aparecer dolores leves parecidos a la regla durante las primeras semanas. ¡Es normal! Pero si el dolor es intenso debes acudir a urgencias, ya que es posible que el embarazo se haya situado en la trompa de Falopio, en lo que se conoce como embarazo ectópico, que, aunque es poco frecuente (uno de cada cien o doscientos embarazos), puede ser grave. Por ello debes acudir al hospital siempre ante un dolor intenso y la falta de la regla.

Leve manchado o sangrado de implantación

El sangrado de implantación es un leve sangrado que se produce entre los días 10 y 14 después de la concepción y que puede coincidir con el momento en que te tocaba la regla. Este leve sangrado suele ser oscuro y dura entre uno y tres días. Además, es común, pues tres de cada diez mujeres lo experimentan, y, en principio, no implica que haya ningún riesgo en el embarazo. Se produce porque al introducirse el blastocisto en el endometrio, se genera una rotura de pequeños vasos sanguíneos, de ahí el sangrado. Así que, si aparece, no debes preocuparte, ya que está dentro de lo normal.

Náuseas y vómitos

El origen de las náuseas es aún desconocido, aunque el elevado nivel de una hormona llamada gonadotropina coriónica puede afectar al centro del vómito, que se encuentra en el tronco cerebral. Normalmente suelen ser más intensos por la mañana y, para hacer que disminuyan, quizá te ayude tomar algo de fruta o algo ligero cuando te levantes para no tener el estómago vacío, tomar jengibre, reducir el uso de especias y condimentos en las comidas, tomar un complejo vitamínico (zinc, magnesio, B6, cobre) o hacer comidas pequeñas y frecuentes.

Somnolencia

También es propia de las primeras semanas debido a la influencia de la progesterona. Mejorarás conforme el embarazo vaya avanzando. ¡Ánimo y descanso!

Dolor en los pechos

Al inicio puedes tener más sensibilidad en las mamas, sentir hormigueos y un aumento de tensión. Se debe al aumento de los niveles de estrógeno, progesterona y prolactina. ¡Es normal!

Datación del embarazo

El término que usamos para establecer las semanas exactas de embarazo se conoce como *datación* del embarazo». Como comentaba en el capítulo anterior, el cálculo de las semanas de embarazo se realiza contando desde el primer día de la fecha de la última regla (FUR), esto es, cuando comienza el primer día de sangrado menstrual, porque es algo objetivo, que se puede ver y cuya fecha exacta se puede conocer.

Os cuesta trabajo entender esto, pero las dos semanas de maduración del óvulo se cuentan dentro de las cuarenta semanas de embarazo, aunque todavía no estés embarazada. Lo que ocurre es que el cuerpo humano no es una máquina y no todas las chicas ovulan el mismo día. Debido a estas variaciones, la forma más exacta de datar el embarazo es mediante la primera ecografía, midiendo la longitud craneocaudal (CRL), que se corresponde con una determinada semana de embarazo.

Por ejemplo, la medida por ecografía de 56 mm de CRL equivale a la semana 12+1. De manera que, si hay una discrepancia de días entre el tiempo de embarazo según la ecografía y el tiempo de embarazo según el FUR, esta fecha se corrige según lo que dice la ecografía para que la datación sea más exacta.

¿Qué son el *screening* del primer trimestre y la translucencia nucal?

Hoy en día, el diagnóstico prenatal nos permite realizar un diagnóstico altamente fiable para saber si el bebé tiene algún problema serio. Sabemos qué hormonas hay que medir, qué medidas tomar por ecografía y cómo podemos incluirlas en un programa informático y conocer así la probabilidad de que pueda haber problemas de cromosomas (cromosomopatías) con una fiabilidad de detección de un 92-94 %. Para esto sirve el *screening* del primer trimestre, también llamado triple *screening*, *screening* combinado o cálculo de riesgo del primer trimestre.

En el *screening* del primer trimestre se obtiene un cálculo de riesgo (un valor numérico) combinando tu edad, la translucencia nucal y las hormonas en sangre (PAPP-A y beta-hCG libre), por eso se llama *triple*, porque combina esas tres cosas.

El primer valor que hay que introducir en el programa informático son características de la embarazada: fecha de nacimiento, peso, altura, si fuma, si el embarazo es espontáneo o por técnicas de reproducción.

El segundo valor es la translucencia nucal (TN). Se trata del acúmulo de líquido que hay en la nuca de los bebés, y está demostrado científicamente que los bebés con problemas de cromosomas o malformaciones tienen más líquido en la nuca (porque pueden tener problemas de corazón o del drenaje linfático que hacen que se acumule más líquido en ese punto).

Para obtener ese valor, se toma la medida del engrosamiento del pliegue de la nuca del feto, ya que gracias a esta área de tejido se puede evaluar el riesgo de que nuestro bebé tenga síndrome de Down u otros problemas genéticos. Pero también debes saber que un tercio de los bebés con TN aumentadas son normales tras las pruebas y protocolos necesarios, y se debe hacer un seguimiento más estrecho del embarazo. La translucencia nucal útil para el cálculo es la que se realiza cuando el bebé mide 45-84 mm (es decir, en las semanas 11-13+6). Este valor tiene unos límites expresados en tablas de percentiles dependientes de la medida de la CRL, pero por lo general la TN en el primer trimestre debe ser menor de 3 mm.

Esta medida, para que sea fiable, debe hacerse en un corte sagital perfecto del bebé y deben cumplirse varios requisitos (deben verse el hueso nasal y la piel de la nariz, el cuello del bebé no tiene que estar muy flexionado ni extendido, debe verse el amnios separado del cuerpo, el bebé debe estar quieto, etcétera), por lo que no es nada fácil. Esto se complica y es más difícil si el ecógrafo es de mala calidad o la mamá tiene mucha grasa en el abdomen.

Entenderás que cuando en la semana 12 estamos intentando medir la translucencia nucal para ver si hay algún problema cromosómico y la embarazada pregunta en ese momento si vemos cuál es el sexo del bebé, nos descoloca por completo, pues demuestra que no ha entendido bien la importancia de esta ecografía y lo que medimos para comprobar que el embarazo está yendo bien.

Los cromosomas son estructuras organizadas de ADN y proteínas con nuestra información genética presentes en todas nuestras células. Así, el número de cromosomas se conoce como *ploidía*, por lo que la *euploidía* significa que el número de cromosomas es normal, es decir, que hay veintitrés pares (cuarenta y seis cromosomas). El conjunto de cromosomas de una célula se representa en el cariotipo: 46 XX sería el de una mujer, y 46 XY, el de un hombre. Las cromosomopatías son problemas en el número de cromosomas y, dependiendo del par de cromosomas afectado, darán lugar a distintos síndromes.

La división celular acelerada que da lugar al embarazo puede alterarse (cosa que ocurre con mayor frecuencia cuando la edad materna es mayor, sobre todo a partir de los treinta y cinco años) y dar lugar a células con cromosomas de más (trisomías: por ejemplo, un cromosoma extra en el par 21, que es el asociado con el síndrome de Down), de menos (monosomías: por ejemplo, 45 XO, es decir, un cromosoma X ausente, asociado con el síndrome de Turner), u otros tipos de alteraciones más complejos.

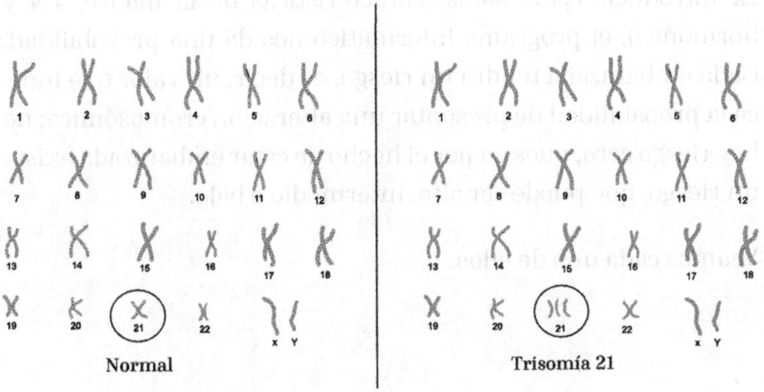

Normal — Trisomía 21

En la página anterior habrás visto, en la imagen de la izquierda, un cariotipo euploide correspondiente a un varón y, en la de la derecha, uno equivalente a un varón con trisomía 21 (tres cromosomas en lugar de dos en el par 21), que corresponde a un varón con síndrome de Down.

En resumen, asociado a las patologías cromosómicas, lo que se calcula en el *screening*, con una tasa de detección del 92 %, es la probabilidad de que el feto venga con alguna alteración en los cromosomas más frecuentemente afectados, como síndrome de Down (trisomía 21), síndrome de Edwards (trisomía 18) y síndrome de Patau (trisomía 13).

Respecto a las hormonas que se miden en sangre, beta-hCG libre y PAPP-A, ambas se producen en la placenta. A diferencia de los embarazos con fetos cromosómicamente normales, en embarazos con trisomía 21 en las semanas 11-13+6, la concentración sérica materna de beta-hCG libre es mayor (alrededor de 2 MoM) y la de PAPP-A es menor (alrededor de 0,5 MoM).

Al introducir estos datos (características de la madre, TN y hormonas), el programa informático nos da una probabilidad. Cada embarazada tendrá un riesgo, es decir, un valor que indica la probabilidad de presentar una alteración cromosómica; no hay riesgo cero, pues ya por el hecho de estar embarazada existe un riesgo, que puede ser alto, intermedio o bajo.

Veamos cada uno de ellos:

Riesgo bajo

Si la probabilidad —combinando tu edad, la medida de TN y tus hormonas— de que tengas un bebé con síndrome de Down da un valor a partir de 1/1.000, el riesgo se considera bajo. Es decir, entre mil embarazadas con los mismos datos que el tuyo, solo una tendría un bebé con síndrome de Down.

Veamos otro ejemplo: con un riesgo de 1/5.830, tienes una probabilidad entre 5.830 embarazadas de tener un bebé con síndrome de Down.

Riesgo intermedio

Se considera como riesgo intermedio cuando el valor está entre 1/250 y 1/1.000.

Por ejemplo, si tu riesgo es de 1/450 significa que entre 450 embarazadas, una tendría un bebé con síndrome de Down.

Riesgo alto

Existe cuando el valor calculado es menor de 1/250. No indica que el bebé tiene la enfermedad, pero sí más riesgo de que la padezca, y tenemos que realizar pruebas con sensibilidad diagnóstica más alta. Por ejemplo, si el riesgo es de 1/126, entonces, entre 126 embarazadas, una tendría síndrome de Down.

Biopsia corial, amniocentesis y test de ADN fetal

Estos límites no son iguales en todos los centros hospitalarios, pero lo que sí está establecido y protocolizado en los hospitales es que un riesgo mayor a 1/50 (es decir, entre 1/1 y 1/50) o un marcador ecográfico (por ejemplo, translucencia nucal muy elevada) precisan la realización de una prueba invasiva (biopsia corial o amniocentesis), porque es necesario confirmar los datos con una prueba diagnóstica.

Conocemos por *pruebas invasivas* aquellas que toman una muestra, bien sea una parte de placenta (biopsia corial, que se lleva a cabo entre las semanas 11 y 14) o un poco de líquido amniótico (amniocentesis, que se realiza a partir de la semana 15). Estas pruebas toman muestras directas del embarazo dentro del útero y, aunque tienen un riesgo de aborto del 1 % (según los últimos estudios sobre el tema, este riesgo es mucho menor y parece de alrededor del 0,2 %), correr este riesgo está justificado por la importancia del diagnóstico.

La biopsia corial y la amniocentesis son pruebas invasivas con un 0,2 % de aborto, pero el riesgo suele estar justificado por la importancia y necesidad del diagnóstico.

Algunos consejos que damos para las cuarenta y ocho horas posteriores a la prueba son que guardéis reposo relativo y que pidáis una baja laboral. También que tratéis de no coger peso, no conducir, no andar mucho y no mantener relaciones sexuales. Y, como siempre, si antes o después de esta prueba sientes dolor intenso, fiebre superior a 38 °C, sangrado vaginal o pérdida de líquido, debes acudir a urgencias.

Además, si se registra un riesgo entre 1/50 a 1/270 suele estar protocolizado que se realice un TPNI (test prenatal no invasivo) o test de ADN fetal. Esta es una prueba mediante la cual se analizan fragmentos de ADN fetal en sangre materna, y gracias a este test (existente hace unos seis años en España) se han reducido muchísimo las pruebas invasivas y los abortos derivados de ellas, con lo que ha supuesto un grandísimo avance en obstetricia.

Este test se puede llevar a cabo a partir de la semana 10. El estudio del ADN fetal libre permite detectar las anomalías cromosómicas más frecuentes. Habitualmente se estudian solo las tres trisomías autosómicas más frecuentes (21, 18, 13) y las aneuploidías sexuales (X, Y), pero también se puede ampliar a las trisomías de los otros cromosomas (del 1 al 22) y a unas microdeleciones seleccionadas.

Debemos saber cuál es la tasa de detección del ADN fetal libre:

- 98% para la trisomía 21.
- 96% para la trisomía 18.
- 90% para la trisomía 13.

El riesgo de un falso negativo para la trisomía 21 es extremadamente bajo (1-2%) y, para mayor fiabilidad de la prueba, se requiere que la fracción fetal (FF) en sangre materna (cantidad de ADN fetal analizada) sea mayor del 4 %. Esta fracción fetal se reduce en mujeres de mayor edad y de más peso, y es más difícil obtener un resultado.

El test de ADN fetal es una prueba de cribado, no es una prueba diagnóstica, y, por lo tanto, no detecta todas las aneuploidías que estudia, ni las trisomías en mosaico (cuando no todas las células tienen la trisomía), ni las trisomías parciales (cuando solo afectan a una parte de un cromosoma), ni las translocaciones (cambios en la localización de fragmentos cromosómicos) de los cromosomas estudiados. Tampoco puede detectar otros tipos de anomalías genéticas, como las anomalías de los cromosomas no estudiados, las microdeleciones o microduplicaciones, las anomalías familiares monogénicas o las malformaciones fetales.

Así pues, el resultado obtenido de un test de ADN fetal en sangre materna sigue siendo un cálculo de probabilidades o prueba de cribado, no un test diagnóstico, por lo que, si saliese alta la probabilidad de cromosomopatías, debe confirmarse con un test diagnóstico invasivo (amniocentesis).

- Si hay un riesgo muy alto de cromosomopatías (>1/50 o un marcador ecográfico), se indica hacer una prueba invasiva y no un test de ADN fetal, porque es preciso realizar una prueba diagnóstica más completa, no un test de cribado.

- En riesgos intermedios, entre 1/50 y 1/270, el test de ADN fetal se lleva a cabo en la mayoría de los centros hospitalarios.

- En riesgos entre 1/270 y 1/1.000, si la madre es mayor de treinta y cinco años, realizar el test de ADN fetal es bastante aconsejable.

Otros marcadores ecográficos

En la ecografía del primer trimestre también podemos medir otras características del feto que se conocen como marcadores ecográficos del primer trimestre de cromosomopatías. Si estos marcadores están alterados, existe un mayor riesgo de tener un bebé con problemas cromosómicos. Por ello, si aparecen es necesario investigar más a fondo.

Algunos de los principales marcadores ecográficos del primer trimestre de cromosomopatías son los siguientes.

Ductus venoso: onda a reversa o ausente

El ductus venoso es un vaso sanguíneo en el abdomen del feto. Podemos medir su onda de flujo mediante el estudio con Doppler pulsado y, si está alterada, sabremos que existe un mayor riesgo de que el bebé venga con problemas cromosómicos o cardíacos. Así, en las semanas 11-13+6, el flujo anormal del ductus se observa en el 5 % de los fetos cromosómicamente normales y en aproximadamente el 80 % de los fetos con trisomía 21. La evaluación del ductus venoso puede combinarse con la medida de la TN fetal para mejorar la eficacia del cribado ecográfico precoz de la trisomía 21.

Hueso nasal ausente

En los bebés con cromosomopatías es más frecuente la ausencia de hueso nasal. El hueso nasal está ausente en el 1 % de los fetos normales, en el 60-70 % de los fetos con trisomía 21, en alrededor del 50 % de los fetos con trisomía 18, y en el 30 % de los fetos con trisomía 13. Con una tasa de falsos positivos del

5 %, el cribado mediante una combinación de la ecografía para la TN y el hueso nasal, y la beta-hCG libre y la PAPP-A en el suero materno, puede identificar potencialmente más del 95 % de los embarazos con trisomía 21.

Insuficiencia tricuspídea presente

Podemos medir la onda de flujo a través de la válvula tricúspide cardíaca. Si esta es insuficiente y se evidencia flujo retrógrado, se relaciona con cromosomopatías y cardiopatías.

El estudio anatómico precoz es posible

Gracias a la alta resolución de los ecógrafos, hoy en día podemos realizar un estudio anatómico precoz muy exhaustivo y valorar cómo se van desarrollando su cerebro, sus labios, su corazón, su abdomen, los vasos del cordón umbilical, su vejiga y riñones, su columna, sus extremidades, la situación de la placenta o la inserción del cordón en la placenta, entre otras cosas.

Es algo de lo que os sorprendéis mucho en consulta, y así me lo hacéis saber: «Pero, Ana Rosa, ¿de verdad tiene ya todo eso que dices?». Yo me río, porque es verdad que la formación del bebé es alucinante, y os suelo contestar: «Sí, ya tiene todo eso en sus apenas seis centímetros de tamaño, ¿¡no es increíble!?».

Cálculo de riesgo de preeclampsia

Además, ahora el cálculo del riesgo de preeclampsia es posible, ya que en los últimos cinco años ha habido un gran avance en el estudio de este tema en el primer trimestre. La preeclampsia es una enfermedad propia del embarazo, más concretamente del tercer trimestre, caracterizada por subida de la tensión arterial, hinchazón (edemas), dolor de cabeza, lesión de hígado y riñón, y retraso del crecimiento fetal. Esta puede llegar a ser grave y comprometer el embarazo con resultado de prematuridad severa, e incluso puede comprometer la vida de la madre o del bebé.

Actualmente, en el primer trimestre podemos hacer un nuevo cálculo midiendo varios valores, y así se estima la probabilidad de que el embarazo se complique con preeclampsia precoz (antes de las veintiocho semanas), que es la más peligrosa para ambos.

Los parámetros que estudiamos para calcular el riesgo de preeclampsia, utilizando un programa informático, son varias características de la madre. Las características que se incluyen en los distintos ítems son:

- Tipo de embarazo: único o múltiple.
- Medida de la CRL (para saber la exacta datación del embarazo).
- Fecha de la ecografía.
- Características de la madre:
  - Fecha de nacimiento, altura, peso, raza, si fuma, si su madre tuvo preeclampsia, si el

embarazo fue espontáneo o por técnicas de reproducción asistida.

- Historia médica materna: hipertensión crónica, diabetes tipo I, diabetes tipo II, lupus eritematoso sistémico, síndrome antifosfolípido.
- Historia obstétrica: nulípara, multípara.

- Medidas biofísicas:
    - Medida de tensión arterial en ambos brazos.
    - Medida del flujo a través de arterias uterinas con Doppler pulsado (índice de pulsatilidad).

- Medidas bioquímicas en sangre:
    - Factor de crecimiento placentario (PGLF).
    - Proteína plasmática asociada al embarazo (PAPP-A).

Todos estos datos se introducen en un sistema informático y se calcula el riesgo de que el embarazo se complique con preeclampsia. Así obtenemos valores fraccionales similares a los del *screening* de cromosomopatías con los mismos límites. Por ejemplo, 1/2.000 es bajo riesgo y 1/30 es alto riesgo de preeclampsia.

En el caso de pacientes con alto riesgo de preeclampsia, se pautan 150 mg diarios de ácido acetilsalicílico, por la noche, desde la semana 12 a la semana 36. El tratamiento se considera seguro para madre y bebé, y especialmente efectivo para prevenir las formas más precoces de preeclampsia (<28 semanas), que son también las más graves. Es importante entender que aun si el riesgo calculado para preeclampsia es alto, la probabilidad de presentarla es baja. Pero, debido a las graves consecuencias asociadas a ella, sobre todo si es severa y precoz, se recomienda que aquellas pacientes que presenten un riesgo elevado inicien el tratamiento preventivo con aspirina a bajas dosis.

Son pacientes con riesgo de padecer preeclampsia las mujeres de mayor edad, obesas, fumadoras, diabéticas, hipertensas crónicas, con lupus y enfermedades autoinmunes, con síndrome antifosfolípido, primigestas, con arterias uterinas más pulsátiles, con PGLF más bajo.

¿Cuándo sabré el sexo del bebé?

Sé que esto os hace especial ilusión a muchas parejas: saber el sexo del bebé en la ecografía de la semana 12, con una probabilidad de error de alrededor del 80 %, es una opción que tenéis entre manos.

Para conocerlo hace falta una serie de requisitos:

- Un ecografista experto.
- Un ecógrafo de alta calidad.
- Una madre con poca grasa abdominal.
- Semana de gestación 11-13+6 (45-85 mm de CRL).
- Corte sagital perfecto del bebé.

Lo que vemos en esta ecografía para determinar el sexo es la dirección y forma del tubérculo genital:

- En niñas, el tubérculo genital tiene una dirección paralela a la columna y es más aplanado.
- En niños, el tubérculo genital tiene una dirección perpendicular a la columna y es más redondeado.

Eso sí, para tener una seguridad del 100 %, deberemos esperar a una ecografía a partir de la semana 16 que lo confirme. Por ello, solemos informar del sexo del bebé a muchas de vosotras por primera vez en la ecografía de las veinte semanas, para evitar errores y porque son momentos muy emocionantes para la familia y no queremos fallar. Si tú formas parte de una de las parejas que no desean conocer el sexo hasta el momento del parto, ese secreto es respetable e igualmente emocionante, y los profesionales nos encargaremos de guardarlo.

Todos sabemos que lo importante es que «esté todo bien», y yo personalmente me esmero mucho por ver que está todo correcto, pero ese momento de deciros el sexo en la semana 12 lo disfruto mucho gracias a vuestras caras de ilusión. ¡Siento pasión por lo que hago!

Me considero muy afortunada por dedicarme a cuidar de lo más frágil que hay en este mundo: un bebé en formación. Lo disfruto, y así os lo hago saber en cada consulta y espero que también en este libro.

Más adelante, en la ecografía de la semana 20, disfruto al informaros de que el bebé está sano y creciendo adecuadamente. Pero hay que tener en cuenta que no todos son resultados buenos; por eso, más importante que saber el sexo es que reconozcáis nuestro trabajo y nuestro esfuerzo a la hora de chequear que vuestro bebé está bien.

Amenaza de aborto

Sé que a ninguna mujer le apetece leer este apartado, pero la idea es que tengas toda la información para mantenerte preparada para lo que venga durante tu embarazo, sean buenas o malas noticias. Por ello, entre las malas noticias debemos hablar de la amenaza de aborto.

Una amenaza de aborto es una situación en la que se presenta un sangrado vaginal, generalmente escaso, durante las primeras veinte semanas de gestación. Pasado este tiempo, se conoce como metrorragia del segundo o tercer trimestre. Suele acompañarse de dolor en la espalda y en la parte baja del abdomen. En la mayoría de las ocasiones el sangrado vaginal se detiene solo y el embarazo prosigue su curso; sin embargo, otras veces la amenaza progresa hacia un aborto espontáneo, cuya frecuencia es de una de cada cuatro mujeres en edad fértil, es decir, el 25 %.

En la mayoría de los hospitales públicos en España se inician estudios tras dos abortos espontáneos, lo cual es menos frecuente: 2-3 %. Se suelen pedir pruebas a ambos miembros de la pareja y se solicita el cariotipo de los dos (para estudiar sus cromosomas), pruebas serológicas, y a la mujer un estudio de hipercoagulabilidad (para ver si hay algún problema en la coagulación de la sangre).

Tener un único aborto espontáneo ocurre en una de cada cuatro mujeres, pero no por ello se le debe restar importancia: el dolor por la pérdida de un hijo debe considerarse único y singular independientemente de las semanas de gestación. Tener dos abortos espontáneos es menos frecuente, con una incidencia del 2-3 %, y es recomendable realizar un estudio.

La causa más frecuente de aborto espontáneo es producida por alteraciones cromosómicas, más comunes cuanto mayor es la edad de la paciente. Debido a que el proceso de división celular no se realiza correctamente al ser el óvulo de más edad, la mayoría de las alteraciones cromosómicas no suelen ser hereditarias. Por ello, se presenta con mayor incidencia en sociedades desarrolladas debido al retraso en la edad de la maternidad.

Las recomendaciones generales cuando hay un sangrado en el primer trimestre suelen ser:

- Reposo relativo (no coger peso, no dar saltos y no andar mucho, es decir, vida tranquila en casa, pero tampoco estar todo el día tumbada).
- Abstinencia en las relaciones sexuales.
- Es controvertido el uso de progesterona si no hay antecedentes de abortos (hormona que relaja la musculatura uterina), pero es muy común que se paute de forma empírica diariamente si hay una amenaza de aborto hasta la semana 12.

A veces el embarazo, simplemente, no sale bien y se produce el aborto. Te explico algunos puntos más que debes conocer sobre el aborto y te abrazo fuerte.

Aborto diferido y tratamiento del aborto

En ocasiones. el embarazo se detiene (antes de las doce semanas) sin dar ningún indicio de ello. Entiendo que cuando venís ilusionadas a la primera ecografía y os encontráis con este diagnóstico, es chocante e impactante, más aún si ocurre de más semanas, porque es menos frecuente. Si en la primera ecografía que se ha realizado el embrión mide menos de 4 mm de CRL y no se ve latido, o se ve un saco de menor tamaño que la amenorrea, generalmente solemos recomendar un nueva ecografía en siete a diez días, para compararla y ser prudentes si os encontráis bien.

Ten en cuenta que esta probabilidad está ahí, así que mantente fuerte por si hay malas noticias al inicio del embarazo. Algunos datos sobre el aborto espontáneo son los siguientes:

- Ocurre en una de cada cuatro mujeres embarazadas.
- La causa principal suelen ser alteraciones cromosómicas, y el motivo principal de estas, la edad materna elevada (>35 años).
- Hay veces que no da ninguna señal clínica.
- El principal síntoma apreciable es el sangrado vaginal, que puede ser de inicio escaso o abundante, mayor que la regla, y acompañarse con dolor de regla.

- Ante cualquier tipo de sangrado en el primer trimestre debe consultarse al ginecólogo.
- No hay un tratamiento mejor que otro (médico o quirúrgico) y debes elegir aquel con el que te sientas más cómoda.
- Es un evento muy doloroso para ambos miembros de la pareja, independientemente de las semanas de embarazo; conviene hablarlo, llorarlo, que os toméis vuestro tiempo y, si lo necesitáis, hagáis terapia psicológica. No estáis solos.

Confirmado el diagnóstico de aborto diferido, las opciones son: tratamiento médico del aborto o legrado uterino. En gestaciones mayores de doce semanas, lo indicado es evacuación uterina con tratamiento médico, y posteriormente el legrado puede ser o no necesario.

En gestaciones detenidas de poco tiempo también existe la opción de tratamiento expectante (no hacer nada), pero no suele ser elegida porque tiene más riesgo de expulsión no completa y de infección, además de que, cuando se diagnostica, queréis una solución rápida la mayoría de las veces.

Tratamiento médico del aborto versus legrado uterino

Una vez que se ha diagnosticado que la gestación se ha quedado detenida, te comento las opciones. Ten siempre presente que la última decisión sobre qué tratamiento elegir la tienes tú.

Tratamiento médico: mediante este se pautan unos comprimidos vaginales para provocar contracciones uterinas y conseguir expulsar el contenido del útero. Hay que tomar antiinflamatorios cada seis a ocho horas, que, además de reducir el dolor, disminuyen la cantidad de sangrado, pero debes saber que el sangrado será abundante, igual o mayor que una regla, y que estarás en casa. Generalmente se da una cita de control a los cinco a siete días para valorar ecográficamente si el tratamiento ha sido efectivo. Si no ha funcionado, se puede intentar con una segunda dosis farmacológica o directamente se realiza un legrado evacuador.

La mayoría de las chicas suelen elegir el tratamiento médico del aborto y, por ello, la realización de legrados se ha reducido mucho en los últimos años.

Legrado evacuador: es un procedimiento que se realiza en quirófano; se pone a la paciente una sedación suave para que no le duela y limpiamos el útero por dentro con un pequeño aspirador o unas cucharitas alargadas que se llaman legras. Es más rápido y menos doloroso, pero tiene más riesgo infeccioso, más riesgo anestésico, puede perforarse el útero y, al realizarse varias veces, pueden quedar adheridas las pareces uterinas entre sí (síndrome de Asherman) y comprometer próximos embarazos.

Después de un aborto se recomienda la baja laboral para el tiempo que necesite la mujer, que puede volver a buscar un embarazo tras la primera regla si lo desea, por lo que es recomendable que siga tomando el suplemento con folato activo y yodo.

Que el aborto espontáneo sea una situación frecuente y que los ginecólogos vemos muy a menudo no le resta valor a la pérdida, pues se vive un duelo. Tómate el tiempo que necesites, ya que es desconcertante y frustrante que esto ocurra, sobre todo porque es algo que nadie espera que le pase, pero para adelante siempre. Te abrazo fuerte.

El duelo por la pérdida gestacional no es un proceso para aprender a olvidar, es una experiencia en la que aprendemos a recordar de manera agradecida y sin dolor la vida compartida con un ser que, cuando se fue, nos desafió a cambiar nuestra manera de vivir en honor a su memoria.

Este mensaje me dio mucha fuerza en un momento delicado en mi vida, así que aquí te lo dejo: «Las dificultades en el camino no son señales para detenerse, sino enseñanzas para continuar».

Pequeño resumen del primer trimestre

1. En el primer trimestre es importante que no tomes ninguna medicación que no hayas consultado previamente.

2. Puedes seguir haciendo deporte con adaptación al embarazo y manteniendo relaciones sexuales si este transcurre normalmente.

3. Para datar las cuarenta semanas de embarazo se cuentan las dos semanas de maduración del óvulo, aunque no estuvieses embarazada, por eso contamos desde la fecha de la última regla.

4. La forma más exacta de datar el embarazo es con la primera ecografía; tras ella podemos corregir la fecha de la última regla (FUR) ajustada a la medida de la longitud craneocaudal del bebé. Aunque no coincida con el momento en que ocurrió el sangrado menstrual, será una FUR más exacta.

5. Lo que medimos y analizamos en el primer trimestre va a marcar el pronóstico y seguimiento de tu embarazo con el triple *screening* y el *screening* de preeclampsia.

6. En los últimos años existe la posibilidad de analizar el ADN fetal en sangre materna, algo altamente recomendable si el triple *screening* indica un riesgo intermedio o la paciente es mayor de treinta y cinco años.

7. Si hay un riesgo muy alto de cromosomopatías, mayor de 1/50, o un marcador ecográfico, lo indicado es realizar una prueba invasiva y no un test de ADN fetal, porque es preciso hacer una prueba diagnóstica.

8. Si el embarazo no evoluciona bien, lo que eligen la mayoría de las chicas es el tratamiento médico del aborto.

9. Después de un aborto, únicamente hay que esperar una regla para volver a buscar el embarazo; por ello es recomendable que, en ese caso, sigas tomando el suplemento con folato activo y yodo.

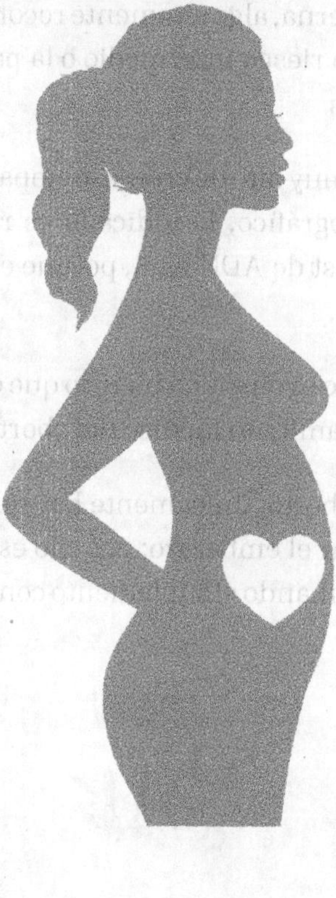

Capítulo 4

El segundo trimestre: pruebas, sexo del bebé y la ecografía de las 20 semanas

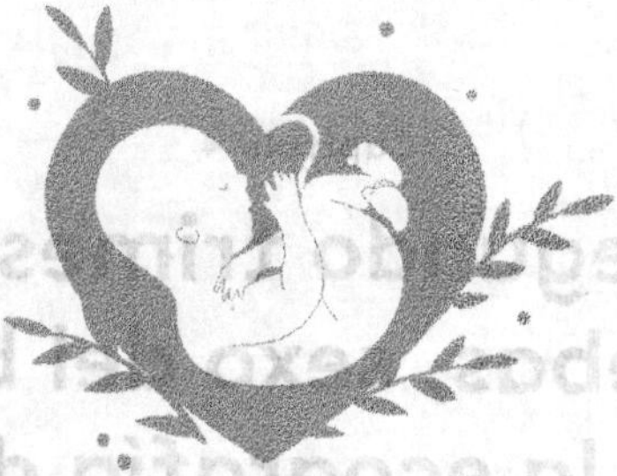

El segundo trimestre es el que va de la semana 14 a la 28. En este periodo el bebé está formado por completo, aunque sus órganos deben crecer y madurar. Sigue teniendo un crecimiento rápido, aunque no tanto como en las primeras semanas. Sus medidas en este trimestre van de 6 a 36 cm, y su peso, de 150 a 1.200 g. En este trimestre, a partir de la semana 23-24 es cuando se establece que si el bebé nace puede sobrevivir fuera del útero, que es lo que se conoce como viabilidad fetal. En este trimestre no tendrás tantas pruebas como en el primero, pero me gustaría resumirte de una manera breve qué experimentarás en este periodo, para que te pille prevenida y preparada. ¡Allá vamos!

Movimientos del bebé

Es en este trimestre cuando vas a notar los primeros movimientos del bebé, que usualmente comienzan entre la semana 16 y la 22. Sé que los esperas con ansia, pero a veces tardan un poco más en aparecer, hasta la semana 24, aproximadamente, y no es síntoma de nada malo, sino que está dentro de lo normal.

Sentir los movimientos fetales depende de varios factores: de si eres primeriza (puedes tardar más), de la posición de la placenta (si es anterior, puedes tardar más) y de tu masa corporal (si eres muy delgada, puedes percibirlos antes).

Al principio se notan como burbujas o como algo similar a movimientos de tripas, pero, progresivamente, los detectarás más fácilmente y te quedarás muy tranquila, pues al principio supone una gran incertidumbre no tener una referencia para saber que va todo bien.

A final del embarazo es importante saber que el bebé se mueve menos. No hay un patrón estándar de movimientos, cada bebé es único, pero sí puedes comparar si se mueve menos de lo normal. Tienes más información sobre esto en la web <umamanita.es>.

Si al final del embarazo percibes que el bebé se mueve menos de lo habitual, será mejor que acudas a urgencias. Es preferible acudir de manera innecesaria a que haya algún problema y no se detecte.

Ecografía de la semana 20

La ecografía más importante del embarazo tiene lugar en este trimestre. Es la llamada «ecografía morfológica» o de «diagnóstico prenatal» y se hace entre las semanas 19 y 22.

Esta ecografía tiene como objetivo la detección de malformaciones y otros problemas, y, aunque con la ecografía del primer trimestre ya se descartan un buen número de malformaciones, con esta segunda la tasa de detección llega al 85-90 %, siempre y cuando la exploración esté hecha de acuerdo con protocolos estrictos, en manos expertas y con el equipo adecuado.

Esta ecografía también es importante porque en ella se valora la anatomía, y este es el único momento en la vida del bebé en el que se hace. Cuando el bebé nazca, seguirá sus revisiones por pediatría y nunca más, a no ser que se solicite, se va a pedir una prueba de imagen para valorar la anatomía completa.

Esta ecografía de la semana 20 es sumamente importante y no debe faltar en el embarazo, ya que es la única vez que se va a valorar toda la anatomía de tu bebé a fondo y detenidamente.

Es común que demos una hoja de consentimiento para que sepáis para qué sirve esta ecografía y para informaros de que hay patologías que no se pueden detectar por ecografía, como la sordera o el autismo.

Por último, es conveniente que sepas que la calidad de la imagen en la ecografía será mejor si llevas unos días sin ponerte crema hidratante en el abdomen y si el bebé se mueve, por lo que no se recomienda que vayas en ayunas (tu bebé se mueve más cuando has comido recientemente). También tienes que saber que la calidad de la imagen es peor cuanta más grasa tenga la paciente y, por lo tanto, para el personal médico es mucho más difícil realizarla y podremos necesitar citaros varias veces para tener la seguridad de que todo es correcto; o incluso, en ocasiones, será necesario completar la ecografía por vía vaginal. ¡No te preocupes!

Prueba del azúcar

Tras la primera analítica, a las nueve o diez semanas, lo que toca es una segunda analítica, que se llevará a cabo entre las semanas 24 y 28 y en la que se solicitará un hemograma para conocer tu nivel de hemoglobina y si tienes anemia.

En España, al hemograma se añade la prueba del azúcar. Esta prueba se realiza de manera universal a todas las embarazadas con el test de O'Sullivan, que es una prueba de despistaje de diabetes gestacional. En países vecinos, como Reino Unido, se valoran los factores de riesgo y no hacen esta prueba a todas las embarazadas, sino solamente a las más propensas a padecer diabetes gestacional.

Además, en algunos protocolos se realiza también un urocultivo (cultivo de orina) a todas las embarazadas alrededor de la semana 15 o 16, porque son estas semanas en las que se dan más incidencias de infecciones de orina en el embarazo. ¿Por qué se solicita este urocultivo? Porque puede existir una infección de orina asintomática que ponga en riesgo el embarazo. La bacteriuria asintomática (presencia de bacterias en la orina), la cistitis (infección de la vejiga) y la pielonefritis (infección del riñón) deben ser tratadas en el embarazo con antibióticos y probióticos, y la evidencia científica es clara al respecto.

La infección de orina (cistitis) no tratada puede producir irritabilidad uterina, contracciones y parto prematuro, de ahí la necesidad de pautar antibióticos a la madre si se detecta.

Molestias más frecuentes en el segundo trimestre

El sueño, las náuseas y los vómitos suelen remitir al inicio de este trimestre y, además, todavía no habéis ganado demasiado peso, os sentís ligeras y contentas y ya empezáis a notar las pataditas del bebé, con lo que este es el trimestre más llevadero y del que más soléis disfrutar. ¡Aprovéchalo!

Eso sí, no todo son buenas noticias, ya que es común que en este segundo trimestre sintáis tirones, punzadas o molestias en los lados de la pelvis, sobre todo al levantaros o realizar movimientos bruscos, y esto se debe a la tensión de los ligamentos redondos, que se sitúan a ambos lados del útero (como unos tirantes) y lo agarran a las paredes laterales de la pelvis. Con el crecimiento del útero y los movimientos, estos ligamentos se tensan y pueden molestar. Por suerte, el dolor se suele calmar con unos minutos de reposo, así que ¡tranquila!

El dolor de espalda puede aparecer también en este segundo trimestre si estás mucho tiempo sentada en la misma postura o tras caminar un rato. Para paliarlo, ayuda muchísimo tener el peso controlado y fortalecer la musculatura de la espalda con ejercicio regular adaptado, como natación o pilates. Si trabajas sentada muchas horas con el ordenador, te recomiendo que hagas pausas activas cada dos horas: ponte de pie, realiza ejercicios de estiramiento y camina un poco. Y si tras tomar todas estas medidas el dolor no se ha calmado, comunícaselo a tu ginecóloga o matrona y acude al fisioterapeuta.

Por último, las mucosas en el embarazo están más sensibles debido al influjo hormonal, por ello es normal que te sangren las encías al cepillarte los dientes o la nariz al sonártela. Esto puede ser llamativo y alarmante, pero también es totalmente normal y suele pasarse al cabo de unos minutos; si no es así, debes consultar.

Clases de preparto

El parto es algo instintivo y, en teoría, estamos diseñadas para parir de manera natural y no haría falta ningún curso de preparación para ello. Pero sí que es cierto que estar informadas y conocer más sobre el tema os ayuda a afrontar mejor todo el proceso. Por eso recomiendo que ambos miembros de la pareja os informéis de qué sucederá y qué pasos debéis seguir para estar más tranquilos y no sentir tanta incertidumbre con lo que vendrá.

Para estar informados podéis realizar múltiples cursos de preparación al parto presencial o bien *online*; los disfrutaréis mucho y os ayudarán a entender mejor lo que hacemos médicos y médicas y por qué lo hacemos.

Tener información clara sobre todo el proceso del embarazo, el parto y el puerperio te dará tranquilidad y te empoderará para vivirlo de forma consciente y para mantenerte fuerte. Me siento muy feliz de que me estés leyendo y de poder acompañarte y ayudarte dándote esta información.

Pequeño resumen del segundo trimestre

1. Disfrútalo: es el trimestre en el que te vas a encontrar mejor.

2. Se realizará la ecografía más importante de diagnóstico de malformaciones, la ecografía de la semana 20; en ella conocerás a ciencia cierta el sexo de tu bebé. ¡No faltes!

3. Entre las semanas 24 y 28 te harán la prueba del azúcar o test de O'Sullivan.

4. Comenzarás a notar a tu bebé entre las semanas 16 y 22.

5. Puedes sentir punzadas al realizar movimientos bruscos o caminar; es normal, porque se tensan los ligamentos redondos del útero. Se pasarán con algo de reposo.

6. Es normal que tengas dolor de espalda, cuida tu postura al estar sentada largo rato.

7. Es normal que sangres un poco por la nariz o las encías.

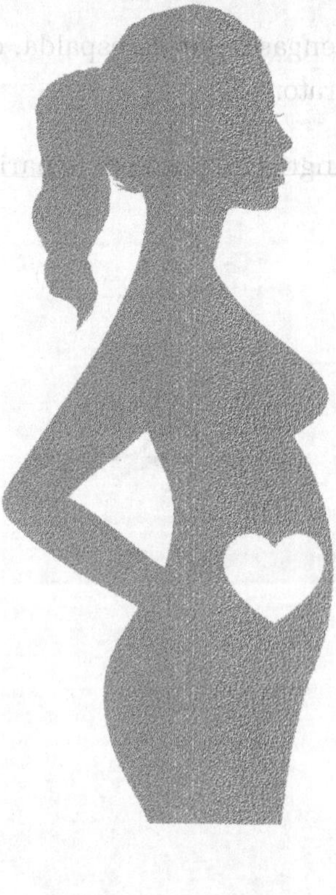

Capítulo 5

El tercer trimestre: descansa y cuídate

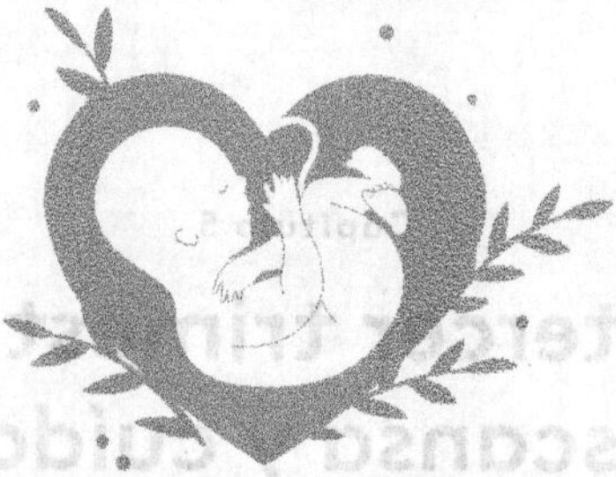

En el tercer trimestre estáis, por lo general, más tranquilas, pues ya se han realizado las principales pruebas para saber que está todo correcto, han pasado las semanas más delicadas en relación con la prematuridad, sentís perfectamente las patadas del bebé y la ansiada barriguita ya ha llegado. ¡Felicidades por haberlo logrado!

El tercer trimestre va de la semana 28 en adelante, y en estas semanas el bebé mide entre 32 y 52 cm, y pesa de media entre 1.200 y 3.300 g. Contando el líquido y la placenta, hacia el final del embarazo, solo en el abdomen podéis llevar entre 4.500 y 5.000 g de peso continuo y diario. No sé si alguien que no ha estado embarazado puede imaginar lo complicado que es hacer vida normal con este peso extra, así que ¡te mando paciencia y mucha fuerza!

Desde fuera puede parecer que la dulce espera es fácil de llevar, pero nada más lejos de la realidad. Comienza aquí la última etapa del camino, en la que tendrás más molestias, estarás pesada y cansada, estreñida, con hemorroides, con secreción en las mamas, con sueño... Pero también sentirás a tu bebé más vigoroso que nunca y la conexión entre ambos será mayor. Para llevar de manera positiva estos últimos momentos, céntrate en lo bueno y saca tu fuerza, paciencia y coraje... ¡Ya queda menos!

Muchas me comentáis que no podéis más y queréis que llegue ya, pero no seáis extremadamente ansiosas con su llegada, ya que las semanas de embarazo están así establecidas para que el bebé madure todos sus órganos en el tiempo correcto. Un embarazo, en teoría, tiene una duración de cuarenta semanas, y los partos suelen ocurrir entre la semana 38 y la 42.

De manera que podemos clasificar el nacimiento según su llegada en un parto:

- **Pretérmino:** antes de la semana 37.
- **A término:** semana 37 a 41+6.
- **Postérmino:** más de 42 semanas.
- **Prematuridad extrema:** antes de la semana 28.
- **Prematuridad tardía:** semanas 34-36+6.

La mayoría de los protocolos contemplan, valorando riesgo-beneficio, que no se frene el parto una vez llegados a la semana 35, ni tampoco se realiza maduración pulmonar en este caso, pues no parece que sea necesario.

Estas clasificaciones están basadas en la evidencia científica con base en la capacidad de supervivencia del bebé fuera del útero y en la probabilidad de secuelas (en distintos órganos, motoras, cognitivas, de aprendizaje, etcétera). La fórmula es:

A más semanas de embarazo, más probabilidad de supervivencia y menos probabilidad de secuelas.

Es también interesante que sepáis que un parto provocado antes de la semana 37 debe tener una causa médica preestablecida justificada, pues se está induciendo lo que llamamos una «prematuridad iatrogénica», es decir, se está provocando el parto de un bebé prematuro aún no maduro. En medicina siempre se establece y se valora el riesgo-beneficio, y tus ginecólogos valorarán contigo si supone un mayor riesgo que el bebé esté dentro del útero a que esté fuera. Un ejemplo claro de esto es que, en la mayoría de los protocolos, cuando se rompe la bolsa antes de la semana 34 y se alcanzan estas semanas de embarazo, se induce el parto, pues el riesgo de infección y de complicaciones es mayor que el riesgo relacionado con la prematuridad.

En lo que respecta a la inducción por embarazo prolongado, no hay día exacto establecido, y la mayoría de los centros inducen entre las semanas 41 y 42, porque los bebés que nacen pasada la semana 42 tienen peores resultados perinatales, mayores ingresos en UCI y peores puntuaciones en los test de Apgar (prueba que evalúa a los recién nacidos poco después de su nacimiento y determina su frecuencia cardíaca, su tono muscular y otros signos para saber si el bebé necesita ayuda médica adicional o de emergencia) tras el nacimiento. Así, entre las semanas 41 y 42, dependiendo de los deseos de la embarazada y de la exploración cervical, se la suele ingresar para inducir el parto.

Las semanas de embarazo están así establecidas para garantizar que los órganos del bebé estén maduros. Los ginecólogos que te atienden valorarán, según el riesgo-beneficio, siguiendo los protocolos establecidos por la evidencia científica, el mejor momento para el nacimiento de tu bebé.

Ecografía del tercer trimestre

Esta ecografía suele hacerse en torno a las semanas 32-36, aunque se está retrasando su realización en gestaciones de bajo riesgo hacia la semana 36 para una mejor detección de los retrasos del crecimiento tardíos.

Lo que valoramos en esta ecografía es:

Estática fetal

Se refiere a la parte del feto que está más cerca del cuello del útero, es decir, si el bebé está colocado de cabeza (presentación cefálica) o de culete (presentación podálica). Si en la semana 36 del embarazo el bebé está en podálica, solemos proponer alrededor de la semana 37 que se realice la versión cefálica externa, si cumple los requisitos. Esta maniobra se lleva a cabo en el paritorio con medicación y consiste en tratar de girar al bebé con las manos para ponerlo de cabeza e intentar así que el parto sea vaginal. Tiene una tasa de éxito en manos expertas del 60-70% y pocas complicaciones, así que, si está indicada, es altamente recomendable.

Antes de la semana 36 no debes preocuparte por la presentación de tu bebé, porque lo más probable es que se coloque de cabeza en las últimas semanas. ¡No te angusties por esto!

Peso (biometría)

El cálculo de peso del bebé se realiza mediante la fórmula de Hadlock: una estimación que se hace midiendo por ecografía la cabeza (diámetro biparietal), la circunferencia cefálica (perímetro cefálico), el abdomen (perímetro abdominal) y el hueso más largo de la pierna (longitud del fémur). Usando una fórmula matemática, el ecógrafo calcula un valor de peso.

Esta estimación del peso es más exacta a menos semanas de embarazo. El peso medio en la semana 16 es de alrededor de 150 g, y llegará en la semana 40 a los 3.300 g, y el valor estimado suele tener un margen de error de 300 g por encima o por debajo.

Después de la estimación del peso, lo correcto es trasladarlo a una tabla de percentil de peso genérico en la población para saber dónde se encuentra la embarazada según la edad gestacional (semanas de embarazo), el sexo del bebé y si es embarazo único o múltiple.

Este percentil genérico nos permite saber si el peso de tu bebé es normal o no a través de la comparación con los datos de bebés de su mismo sexo y edad gestacional. Se trata de un valor numérico del 1 al 100, en el que la media es el 50 (por encima son pesos más altos y por debajo, pesos más bajos).

Algo que debes saber es que todo lo que va del percentil 10 al 97 se considera peso dentro de lo normal. No todos pesamos ni medimos lo mismo de niños o adultos, y tampoco los bebés. Tan normal es que el bebé esté en un percentil 30 como 70, y lo más frecuente es que los pesos se muevan en estos percentiles. Las variaciones de peso dan lugar a distintos términos y clasificaciones que nos sirven para establecer protocolos de seguimiento y actuación según la ecografía y semanas de embarazo.

Es muy importante una correcta datación del embarazo para evitar errores de cálculo, así que es básico tener la fecha de la última regla ajustada por la ecografía del primer trimestre. Todo lo que va del percentil 10 al 97 se consideran pesos dentro de lo normal, ya que, igual que todos los adultos no pesamos ni medimos lo mismo, los bebés tampoco. Tan normal es que el bebé esté en un percentil 30 como en un percentil 70, y lo más frecuente es que los pesos se muevan en estos percentiles.

Además, existen variaciones que debemos conocer:

- Si el peso está por debajo del percentil 10 se considera pequeño para la edad gestacional (PEG).

- Si el peso está por debajo del 3 se considera que existe un retraso del crecimiento intrauterino (RCIU) o crecimiento intrauterino retardado (CIR).

- Si el peso está entre el 3 y el 10 pero hay anormalidad en el estudio Doppler umbilical, cerebral o arterias uterinas, se considera CIR.

- Si el peso está por encima del percentil 97, se considera grande para la edad gestacional (GEG).

Te hablo más ampliamente sobre este tema en el capítulo 8.

Cantidad de líquido amniótico

Podemos valorar y estimar, realizando diversas mediciones, si el líquido amniótico está en cantidad normal, está aumentado (polihidramnios) o reducido (oligoamnios). Queda explicado también en el capítulo 8.

Estudio anatómico

Hay algunas anomalías anatómicas que pueden surgir en el tercer trimestre debido al proceso madurativo del bebé, como problemas cardíacos, digestivos, pulmonares, cerebrales o musculoesqueléticos, por lo que en esta ecografía también se realiza un estudio anatómico completo para ver que esté todo correcto. También valoraremos la altura placentaria con respecto al canal cervical.

Estudio Doppler

En casos seleccionados (por ejemplo, en bebés de bajo peso o en casos de patologías que surgen en el embarazo) es necesario el estudio Doppler pulsado de unos vasos sanguíneos del bebé o de la madre, lo cual nos permite saber cómo es de eficaz la circulación uteroplacentaria. Se estudian principalmente los siguientes vasos: arteria umbilical (AU), arteria cerebral media (ACM) y arterias uterinas (A uterinas). Lo que medimos es el índice de pulsatilidad (IP) de estas arterias y lo solemos reflejar en los informes de manera abreviada (IP AU, IP ACM e IP A uterinas). Una vez obtenido el valor de IP, lo correcto es ver a qué percentil corresponde para la edad gestacional; para esto hay múltiples tablas basadas en estudios científicos que consultamos a diario.

Pruebas y vacunas

Las principales vacunas y pruebas que se realizan en el tercer trimestre son las siguientes.

Analítica de sangre

Alrededor de la semana 37 se solicita hemograma y coagulación. El hemograma nos servirá para conocer el nivel de hemoglobina de cara al parto y la coagulación para ver si está en el rango correcto de cara al uso de técnicas anestésicas durante el parto, como la epidural.

Prueba del estreptococo del grupo B (EGB)

En esta prueba, destinada a detectar la presencia del estreptococo del grupo B (EGB), se realiza un cultivo de una muestra de mucosa vaginal, periné y mucosa rectal que se toma con un hisopo. Y el resultado que se obtiene será EGB positivo o EGB negativo.

La infección perinatal o neonatal precoz (en los primeros siete días de vida) por estreptococo del grupo B (EGB) sigue siendo una de las principales causas de morbimortalidad neonatal. El principal factor de riesgo para el contagio del recién nacido es la presencia de EGB en el tracto genitourinario y gastrointestinal materno durante el parto, siendo el riesgo veinticinco veces más elevado en madres en las que se ha detectado la presencia de EGB que en aquellas con cultivos negativos.

La tasa de colonización materna vaginal o rectal por EGB en nuestro medio es del 10-30 %, y la colonización puede ser transitoria (te infectas y desaparece al poco tiempo), intermitente (viene y va) o persistente (no se consigue eliminar el EGB). Sin medidas de prevención, entre el 1 y 2 % de los recién nacidos de madre colonizada desarrollan infección neonatal precoz, que cursa como septicemia, neumonía o meningitis. La prematuridad incrementa el riesgo de sufrir infecciones clínicas por EGB.

Sin profilaxis antibiótica, la incidencia de la enfermedad neonatal precoz se estima en un bebé de cada dos mil nacidos. Los estudios al respecto revelan que de cada diez bebés infectados, siete no tendrán secuelas, dos quedará afectados con algún tipo de discapacidad y uno morirá.

El tratamiento antibiótico anteparto no se ha mostrado eficaz en erradicar el estado de portadora; sin embargo, la profilaxis antibiótica intraparto ha mostrado ser muy efectiva para reducir la incidencia de la infección neonatal precoz. En todo caso, no está indicado dar antibiótico a todas la pacientes, porque, además, se puede inducir resistencia a ellos, así que esta profilaxis antibiótica debe restringirse a los siguientes casos con más riesgo de infección neonatal precoz:

- Prematuridad (<35 semanas).
- Rotura prolongada de membranas (≥18 horas).
- Fiebre materna.
- Hijo anterior con infección neonatal precoz por EGB.
- Urocultivo positivo para EGB durante la gestación.

En España, la mayoría de los protocolos contemplan que si inicias el parto o rompes la bolsa y tienes EGB positivo, además de cumplir con alguna de las condiciones de más riesgo de infección neonatal precoz, debes acudir al hospital para el inicio de la profilaxis antibiótica intravenosa.

Algunas de las prácticas más comunes para reducir la infección por EGB en bebés son las siguientes:

- Reducir el número de tactos vaginales intraparto.
- Reducir la rotura de bolsa amniótica artificial y la monitorización fetal interna a casos en los que sea estrictamente necesario.

- Realizar el piel con piel desde el nacimiento.
- Dar lactancia materna para la protección del neonato de la infección precoz.
- Algunos estudios reflejan también que tomar probióticos durante el embarazo o tener el parto en el agua puede reducir la colonización vaginal por EGB.

Gammaglobulina anti-D

Si tu factor es Rh negativo, en cada embarazo alrededor de la semana 28 se pondrá esta inmunoprofilaxis intramuscular con gammaglobulina anti-D.

El factor Rh es una proteína integrada en la superficie de los glóbulos rojos. Si el tuyo es negativo y el de tu bebé, positivo, puedes crear anticuerpos contra esta proteína y tener una reacción contra los hematíes del bebé; es una especie de «rechazo». Generalmente es más severo en un segundo embarazo, ya que puede haber destrucción de estos hematíes del bebé (hemólisis) e incluso abortos o pérdidas gestacionales, lo que se conoce como isoinmunización Rh. Con la gammaglobulina anti-D (vacuna anti-D) se neutralizan estos anticuerpos contra la proteína D y se previene la isoinmunización, así como la anemia e ictericia en los bebés.

Para evitar esta complicación del embarazo, se suministra la vacuna anti-D alrededor de la semana 28 a todas las embarazadas con Rh negativo en cada embarazo, y también después de abortos (en las primeras setenta y dos horas), sangrado en el embarazo, pruebas invasivas (biopsia corial o amniocentesis), o tras el nacimiento si el bebé es Rh positivo (si el bebé es Rh negativo, no es necesario repetir la dosis).

La vacuna anti-D sirve para evitar que las mujeres Rh negativo rechacen la sangre del futuro bebé si este es Rh positivo o si hay isoinmunización RH, anemia o ictericia en los bebés.

Vacuna Tdpa (tos ferina)

La Tdpa contiene difteria (d), tétanos (T) y tos ferina (pa) y es una vacuna inactivada de baja carga indicada en todas las embarazadas entre las semanas 27 y 36, preferiblemente entre la 27 y la 32.

La tos ferina es una enfermedad infecciosa altamente contagiosa que al inicio parece un resfriado común, pero que después puede presentarse con ataques de tos, dificultad al respirar y, con frecuencia, finaliza con vómitos. También afecta a adultos, pero es más peligrosa en los más pequeños, y puede ser causa de ingreso de los bebés en la unidad de cuidados intensivos (UCI) por dificultad respiratoria y episodios de apnea.

La produce la bacteria *Bordetella perstusis* y se contagia de persona a persona por el aire o por el contacto con objetos contaminados como las manos. Es considerada una enfermedad de salud pública por la Organización Mundial de la Salud. En la mayor parte de los países del mundo la vacunación se inicia a los dos meses de vida, por lo que los bebés menores de seis meses son los más vulnerables, y en algunos casos puede incluso ser mortal. Por eso, se han ideado estrategias para protegerlos mediante la inmunización de quienes los rodean y vacunando a las embarazadas para que los bebés tengan anticuerpos contra la tos ferina al nacer, para su protección durante los primeros meses hasta que se puedan vacunar.

La vacuna también está indicada en el posparto para las mujeres que no se vacunaron en el embarazo, y para personal de guardería, escuelas infantiles y profesionales sanitarios en contacto con niños pequeños. Las reacciones adversas a la vacunación son muy leves, las más frecuentes son febrícula, fiebre o enrojecimiento en la zona. Esta vacuna está contraindicada si existe anafilaxia previa a esta vacuna, pero un catarro o cualquier otra infección leve no contraindica la vacunación.

La vacuna de la tos ferina es para la embarazada y convivientes del lactante; gracias a ella podemos pasarles anticuerpos y protegerlos frente a la infección.

Vacuna de la gripe (influenza)

Esta vacuna está indicada si el embarazo cursa durante la temporada gripal. Se te suministrará una vacuna inyectable inactivada en cualquier momento del embarazo para tu propia protección y la de tu bebé. La vacuna es diferente cada año, por ello se recomienda su dosis independientemente de si te vacunaste la temporada anterior.

Las embarazadas se consideran población de riesgo de que la gripe se complique con insuficiencia respiratoria y, además, hay más incidencia de abortos y los fetos de madres que han tenido la gripe son de bajo peso, con mayor prematuridad y mayor mortalidad.

Puede ponerse a la vez que la vacuna de la tos ferina, bajo el lema popular de «en el embarazo, una vacuna en cada brazo».

Si tu embarazo cursa en temporada gripal, es conveniente que te vacunes para protegeros a ti y a tu bebé.

Vacuna contra la COVID-19

La vacuna contra la COVID-19 es una vacuna ARNm y está indicada en cualquier momento del embarazo por el nivel de riesgo de la enfermedad. Numerosos estudios han demostrado que es una vacuna efectiva para proteger a la embarazada contra los síntomas de la enfermedad en su fase severa, como la necesidad de intubación y muerte. Gracias a la aplicación de esta vacuna, se ha podido disminuir drásticamente la mortalidad por COVID-19 en gestantes en todo el mundo.

Hoy en día, la mayoría de los estudios científicos sobre el tema informan de que es una vacuna segura para el embarazo.

La infección por COVID-19 es la enfermedad producida por el nuevo coronavirus, SARS-CoV-2. El periodo de incubación habitual es de cuatro a seis días, pero puede variar entre dos y catorce días y puede ser asintomática hasta en el 75 % de las gestantes. Cuando aparecen síntomas, la infección se puede clasificar según la gravedad de la sintomatología respiratoria. La mayoría de los casos sintomáticos durante la gestación presentan una infección leve (85 %). Los síntomas más frecuentes en la gestación son fiebre (40 %) y tos (39 %). Los síntomas menos frecuentes son dolores musculares, dificultad respiratoria, dolor al tragar, pérdida del olfato, expectoración, cefalea y diarrea.

Aproximadamente un 15 % evolucionan a formas graves. El 4 % de las gestantes infectadas pueden requerir ingreso en la unidad de cuidados intensivos, y un 3 %, ventilación invasiva.

Además, parece que la gestación se asocia a un mayor riesgo de infección severa respecto a la población no gestante, especialmente en el tercer trimestre y cuando se asocian los siguientes factores de riesgo: edad materna avanzada, IMC elevado, hipertensión crónica y diabetes pregestacional. Otras patologías que debemos tener en cuenta son: enfermedades cardiopulmonares y renales en estadios III-IV e inmunosupresión.

La mortalidad en gestantes por COVID-19 se sitúa alrededor del 0,1 %, y las formas graves presentan como complicaciones neumonía grave, síndrome de distrés respiratorio agudo, enfermedad tromboembólica, sobreinfección respiratoria bacteriana, alteraciones cardíacas, encefalitis, sepsis y shock séptico.

Las formas graves de COVID-19 pueden presentarse con un cuadro clínico y analítico muy similar a la preeclampsia grave. Debe tenerse en cuenta que las pacientes con infección por COVID-19 pueden presentar un rápido deterioro clínico.

Los datos actuales no sugieren un mayor riesgo de aborto o pérdida gestacional precoz en gestantes con COVID-19. Los resultados previos en infectadas por SARS-CoV y MERS-CoV no demostraron tampoco una relación causal clara con estas complicaciones y no se han descrito defectos congénitos.

La principal complicación perinatal asociada a la COVID-19 es la prematuridad, con tasas de alrededor del 17 %, principalmente inducida por los profesionales debido a la severidad del cuadro en la madre.

En cuanto a la COVID-19 neonatal, un 50 % de los casos presentarán una evolución clínica similar a la de los adultos y generalmente con resultado favorable.

La COVID-19 en embarazadas tiene complicaciones maternas y fetales que pueden llegar a ser severas, con lo cual la vacunación es altamente recomendable y segura.

También acudís a consulta con dudas sobre qué tipo de vacuna debéis escoger para la COVID-19 y cuándo debéis ponérosla, entre otras preguntas. Aquí están las respuestas:

Qué vacuna escoger: vacunas ARNm (Pfizer o Moderna),

En qué semana: en cualquier semana del embarazo, aunque los efectos de protección y traspaso de anticuerpos son mayores antes de la semana 37.

Por qué es recomendable la vacunación: para protegeros a ti, a tu embarazo y a tu bebé.

¿Se puede poner con la vacuna contra la tos ferina?: se pueden administrar a la vez en brazos distintos.

Puerperio: también se considera un momento indicado para vacunarte porque estás en riesgo de desarrollar una COVID-19 más severa.

Lactancia: la vacuna de la COVID-19 está considerada de riesgo muy bajo para la lactancia, por lo que no hay problema.

Búsqueda del embarazo: no hay que esperar un tiempo después de la vacunación para buscar el embarazo, y si te quedas embarazada entre dosis se completa la vacunación cuando te toque.

Efectos secundarios de la vacuna: dolor en el brazo (80 %), cansancio, dolor muscular, dolor de cabeza, fiebre (0,3-0,4 %).

Baja laboral y permiso de maternidad/paternidad

El tema de la baja maternal es complejo y no del todo claro en España, porque muchas embarazadas andan dando tumbos entre la mutua y el médico de familia para conseguir la ansiada baja. Si este es tu caso, voy a intentar explicártelo de manera clara para solucionar tus dudas.

Existen varios tipos de bajas durante el embarazo:

- Por patología en relación con el embarazo, como hiperemesis, preeclampsia, amenaza de aborto, lumbalgia o patología previa agravada por el embarazo, tienes derecho a una incapacidad temporal (IT) que te firmará tu médico de familia. Es a lo que muchas embarazadas recurren en las últimas semanas. Ten en cuenta que no se cobra el 100 %.

- En un embarazo de alto riesgo, como el gemelar o aquel en el que existe placenta previa, retraso del crecimiento intrauterino o amenaza de parto prematuro, tienes derecho a una baja médica emitida por el Servicio de Salud Laboral o por tu mutua.

- Si existe riesgo en el embarazo, el subsidio correspondiente es una prestación económica que cubre el periodo de suspensión del contrato de trabajo de las embarazadas para las que las condiciones de su puesto representan un riesgo para su salud o la del feto, sin posibilidad de adaptarlas o cambiarlas. El riesgo puede ser físico (radiaciones ionizantes, no ionizantes, vibraciones, temperatura, ruido), ergonómico (por manipular peso) o infeccioso (por ejemplo en las profesionales de la salud). Al ser una contingencia profesional, las mutuas de accidentes y enfermedades profesionales se encargarán de la gestión de la prestación. La cuantía de la baja por riesgo en el embarazo es del 100 % de la base reguladora derivada de contingencias profesionales.

Es cierto que la cuantía de la prestación de riesgo durante el embarazo es el 100 % de la base reguladora, mientras que aquella por incapacidad temporal (IT) es inferior, pero existen convenios colectivos que establecen mejoras sociales y complementan la prestación de IT.

Bajo mi punto de vista, si el embarazo transcurre normalmente, veo prudente trabajar hasta la semana 32, y en mi opinión la baja laboral debería ser obligatoria y remunerada en todas las embarazadas a partir de unas determinadas semanas de gestación, por lo menos en el último mes, en el que ya no tenemos el cuerpo como para trabajar, ya que no se descansa; se tiene anemia, que agrava el cansancio; el peso en el abdomen es considerable; solemos sentir molestias en la espalda, y también en las manos y pies, que a menudo se hinchan. En definitiva, en estas últimas semanas lo que debes hacer es estar tranquila, porque tu cuerpo y tu embarazo es lo primero. Y aunque esto es así en algunos países, como en Alemania, donde dan la baja obligatoria en la semana 34, en España aún queda para que se dé este reconocimiento. Y ni hablemos de la situación de muchas mujeres autónomas, obligadas a trabajar en muchas ocasiones hasta el día del parto. Creo que esta situación debe regularse de alguna manera si queremos tener una sociedad más saludable y más justa.

Si te puedo dar un consejo personal: ten en cuenta que, por lo general, vas a estar embarazada una, dos o, como mucho, tres veces en la vida, y, bajo mi punto de vista, hay que cuidar el embarazo con descanso y reducir el estrés. No eres imprescindible en tu trabajo, y lo primero sois tú y tu bebé.

Además de la baja laboral, debes pensar en el permiso de maternidad o de paternidad, que se tramita en la Seguridad Social. Desde el 1 de enero de 2021 los permisos de maternidad y paternidad quedaron equiparados en dieciséis semanas, y son de derecho individual e intransferible. Es decir, si uno de los progenitores no disfruta de todo ese tiempo, no se lo puede ceder al otro.

La distribución de estos permisos será la siguiente: de las dieciséis semanas, seis de ellas se disfrutan tras el parto de forma ininterrumpida y simultánea por ambos progenitores. El resto, las otras diez semanas, se pueden coger a continuación o aplazarlas y distribuirlas de forma interrumpida en periodos semanales, en función de la organización familiar. También existe la posibilidad de elegir un régimen de jornada completa o parcial, previo acuerdo con la empresa. Eso sí, el límite para disfrutarlas es hasta que el bebé cumpla doce meses.

Me parece un gran avance equiparar las bajas, pero sigo pensando que la madre debe tener más tiempo con su bebé, sobre todo si da lactancia materna, ya la OMS recomienda que esta sea exclusiva los seis primeros meses, y pocas veces se puede cumplir. Y, si se lleva a cabo, es por un sobreesfuerzo de la madre, que trabaja y amamanta a la vez.

Molestias más frecuentes

En las últimas semanas del embarazo el peso ganado y el cansancio acumulado se notan y hacen mella, ¡y no es para menos! Llevar una vida en tu interior no siempre es sencillo, así que es muy probable que en la recta final sientas molestias corporales y anímicas que son normales y por las que no debes preocuparte.

Mi idea es que detectes esas molestias y sepas cómo minimizarlas. Las vas a padecer, pero con buen humor, positividad y algunas herramientas, serán más llevaderas.

Algunas de las molestias más comunes durante las últimas semanas de embarazo son:

Cansancio y ansiedad

En las últimas semanas es normal tener algo de anemia debido a la gran demanda de hierro que supone el embarazo, con lo que te sientes más cansada. Además, el peso que llevas en abdomen es considerable, no descansas bien y estás nerviosa. Es lo normal y, como siempre les digo a mis pacientes: «¡Hay que aguantar el tirón!».

En esta recta final se vive una mezcla de sensaciones: por un lado, se desea mucho el momento de la llegada, pero por otro se siente incertidumbre sobre cómo sucederá y miedo a lo desconocido.

Para frenar tus miedos, te vuelvo a repetir que, según las estadísticas, la probabilidad más alta es que tengas un parto sin complicaciones, así que ¡para, respira y sé objetiva!

Si nos dejamos aconsejar fríamente por las estadísticas, la probabilidad más alta es que el parto se produzca sin complicaciones. No te dejes influir por experiencias negativas de otras mujeres y crea la tuya propia basada en la positividad, la fuerza y la confianza en ti y los profesionales que te atienden.

Acidez

Esta molestia suele ser más común en el tercer trimestre, pero puede aparecer desde el principio del embarazo, principalmente por los efectos de la progesterona. Esta hormona produce la relajación de los esfínteres y las digestiones se hacen más lentas, la presión del útero sobre el contenido intestinal y estomacal empeoran los síntomas, ya que el contenido estomacal puede pasar al esófago (reflujo gastroesofágico), lo cual es muy molesto e incluso puede generar vómitos.

Algunas cosas que te pueden ayudar contra la acidez:

- Evita comer alimentos de difícil digestión: frituras, cafeína, alcohol, chocolate, grasas, carnes procesadas.
- Reduce el uso de especias y aceite.
- Evita acostarte después de comer y en las dos o tres horas siguientes a la cena.
- No bebas en las comidas, mejor entre ellas.
- Usa ropa cómoda que no apriete.
- Usa un cojín para elevar el tronco cuando estés tumbada.
- Haz una dieta sana con abundantes frutas, verduras cocidas y legumbres.
- No comas deprisa, mastica bien y no hagas comidas copiosas, mejor come varias veces al día.

Si con todo esto no se soluciona, el ginecólogo puede pautar medicación compatible que te aliviará. ¡No hay por qué estar molesta!

Estreñimiento y hemorroides

Debido a los efectos de la progesterona en la musculatura lisa intestinal, es común el estreñimiento desde el inicio del embarazo y, por consiguiente, las hemorroides (que no son más que la dilatación de vasos perianales, que al estar más grandes, molestan, duelen y pican). Para solucionarlo, las medidas anteriormente comentadas respecto a la dieta te ayudarán.

Para prevenirlas, te ayudará también estar bien hidratada, aumentar el consumo de fibra y verduras, realizar ejercicio físico regular, no posponer el deseo defecatorio y adoptar una correcta postura al defecar, elevando las rodillas respecto a la pelvis cuando vayas al baño con la ayuda de un escaloncito para niños, que luego te servirá para que los peques lleguen al lavabo, o un taburete bajo.

Para las molestias de las hemorroides se recomiendan baños de asiento con agua tibia, tomar antiinflamatorios, usar cremas con corticoides con receta médica y acudir a valoración si el dolor es intenso, pues, aunque es poco frecuente, cuando duele mucho la hemorroide puede estar trombosada y debe valorarse en consulta, y a veces por un cirujano.

Las hemorroides son más frecuentes en las últimas semanas debido a que la circulación del retorno venoso a través de la pelvis se ve dificultada por el gran tamaño del útero. Pero no te preocupes: unas semanas después del parto desaparecen.

Insomnio

El insomnio en estas últimas semanas es muy común debido a los cambios hormonales, físicos, emocionales y psicológicos, y aparece en tres de cada cuatro embarazadas. A menudo es fácil conciliar el sueño, pero en mitad de la noche te despiertas: parece que el cuerpo es sabio y te va preparando para lo que viene.

Algunos consejos que te pueden ayudar a dormir mejor:

- Estar informada sobre los procesos del embarazo y el parto te dará tranquilidad y reducirá el estrés.

- Reduce todo el estrés que puedas tener a tu alrededor (trabajo, planes, personas estresantes que no te aportan, eventos).

- Cuida la alimentación, sobre todo en la cena; evita comidas copiosas y de peor digestión.

- Haz deporte, te mantendrá activa y te ayudará a conciliar el sueño más fácilmente.

- Evita pantallas y muchos estímulos antes de dormir.

- Evita pensar en todo lo que tienes pendiente por hacer, por comprar o por trabajar.

- Es momento de descansar, lo más importante lo estás haciendo tú solita, y ya es suficiente.

Contracciones de Braxton Hicks

Son contracciones leves por las que notarás que la barriguita se pone tensa y dura, y que se acompañan con un dolor leve de regla. Estas contracciones aparecen en todo el tercer trimestre de manera espaciada en el tiempo.

Son conocidas también como «contracciones de falsa labor de parto» y se caracterizan por que no se perciben como un dolor intenso, son esporádicas sin patrón ordenado, suelen localizarse a un lado u otro de la barriga y se van con el cambio de postura.

Solo hay que preocuparse si las contracciones son dolorosas y aparecen de manera regular y cada cinco o seis minutos durante un tiempo prolongado (dos a tres horas). Si estás de menos de treinta y cinco semanas, es motivo para acudir a urgencias. Si estás de más semanas, puedes esperar un tiempo a ver lo que ocurre.

El masaje perineal

El masaje perineal con aceite de rosa mosqueta, de almendras o con crema rica en vitamina E es recomendable a partir de la semana 32-34 para dar una mayor elasticidad al periné y reducir en la medida de lo posible las posibilidades de que haya que realizar una episiotomía. Es algo molesto, pero merece la pena hacerlo al menos una vez al día. Lavándote previamente las manos, puedes hacerlo tú misma o pedirle a tu pareja que te lo haga.

Indicios de que el parto se acerca y motivos por los que acudir a urgencias

La eterna pregunta y vuestra principal duda es saber si seréis capaces de reconocer que el parto se acerca. ¡Claro que sí! Son muchas las señales, y eso de los partos en casa o en el coche suele ser anecdótico en mujeres que no son primerizas y es muy poco frecuente, así que ¡tranquilas!

Vamos a repasar lo principal.

Contracciones

A menudo me pedís: «Ana Rosa, por favor, dime cómo son las contracciones». Pues bien, en algunas mujeres se perciben como un dolor de regla intensa hacia la pelvis y en otras hacia los riñones, el abdomen se pone tenso y pueden llegar a ser tan dolorosas que no es posible centrarse en otra cosa que no sea controlar la respiración.

El consejo general en primerizas es acudir a urgencias si aparecen dos o tres contracciones intensas cada diez minutos durante dos o tres horas, pero si son intensas y no son regulares también es motivo de consulta.

No hay que obsesionarse con que las contracciones sean estrictamente regulares y, si eres primeriza y son intensas y durante más de dos o tres horas, debes acudir a urgencias.

Para evitar un parto prematuro debes reconocer si estás teniendo contracciones. Es normal tener contracciones espaciadas, varias veces al día, desde el segundo trimestre. Pero si suceden de forma muy seguida y estás de menos de treinta y cinco semanas, puede tratarse de una amenaza de parto prematuro y debes consultar a urgencias.

Si el abdomen se pone tenso de forma regular y estás de menos de treinta y cinco semanas, aunque no sea una molestia muy fuerte, mejor consultar a urgencias.

Pérdida de líquido

La rotura de la bolsa amniótica provoca la salida de líquido amniótico, así que cuando es franca y se pierde mucho líquido, no tengas dudas en acudir a urgencias en un tiempo prudente (menos de ocho horas) si el líquido es claro, el embarazo es de bajo riesgo, el estreptococo del grupo B (SGB) es negativo y no tienes contracciones. Pero debes acudir inmediatamente si el líquido es verde o amarillo o el SGB es positivo.

A veces tenéis dudas porque os sentís mojadas y no sabéis si es flujo o líquido. En este caso, es recomendable que acudas a urgencias, donde te podremos hacer una prueba para ver si es líquido amniótico o no.

Ante la duda de si estás perdiendo líquido, es recomendable que acudas a urgencias siempre.

Asociada con esta pérdida de líquido está la duda sobre la expulsión del tapón mucoso. El tapón mucoso se forma en el canal cervical y las últimas semanas de embarazo puede expulsarse acompañado de un poco de sangre, algo que tampoco suele ser alarmante; es indicio de que estás teniendo contracciones, pero no es motivo de consulta a urgencias.

Disminución de movimientos fetales

A final del embarazo es importante saber que el bebé se mueve menos. Es natural, es como tiene que ser, así que no te alarmes. No hay un patrón estándar de movimientos, cada bebé es único, pero sí puedes comparar si se mueve menos de lo normal.

Tienes amplia información sobre esto en la web <umamanita.es>.

Sangrado vaginal

Tener un sangrado vaginal, sea mucho o poco, es motivo de consulta a urgencias en cualquier momento del embarazo. Debemos confirmar que vaya todo bien: la altura placentaria, si tienes contracciones antes de tiempo, la longitud del cuello de útero y un largo etcétera.

Si sangras, debes ir a urgencias en cualquier momento del embarazo.

Otros motivos de consulta a urgencias

Otros motivos de consulta a urgencias pueden ser: fiebre (>38 °C), dificultad al respirar, dolor al hacer pis, caída o golpe en el abdomen, dolor de cabeza intenso y de reciente aparición, visión borrosa o «ver lucecitas» y picor vaginal o cambios en el color del flujo (esto último no es motivo de consulta urgente, puede verse con cita médica, pero es importante consultar).

Pequeño resumen del tercer trimestre

1. Libérate de todo estrés laboral, social, psicológico y emocional. Te ayudará a conciliar el sueño, a reducir la posibilidad de tener un bebé prematuro o de bajo peso y a afrontar mejor el proceso.

2. Mantente activa, haz ejercicio físico regular y acude a clases de preparación.

3. Sigue cuidando tu alimentación.

4. Las últimas pruebas son: analítica de sangre, bastoncillo vaginal-rectal para detección de EGB, vacuna de la tos ferina (puede acompañarse de las vacunas de la gripe y la COVID), ecografía destinada a saber si el bebé está colocado de cabeza, su peso, anatomía y cantidad de líquido.

5. Debes acudir a urgencias si tienes sangrado vaginal, pérdida de líquido, contracciones regulares o sientes una disminución de movimientos fetales.

6. Quédate tranquila, sabrás reconocer las señales de que el parto puede estar empezando.

7. Si nos dejamos aconsejar fríamente por las estadísticas, existen más probabilidades de que tengas un parto sin complicaciones. No te dejes influir por experiencias negativas de otras mujeres y crea la tuya propia basada en la positividad, la fuerza y la confianza en ti y los profesionales que te atienden.

8. El estado natural durante las últimas semanas es estar cansada, no dormir, tener molestias en la espalda, bajo las costillas o en el pubis. ¡No te desesperes, que no queda nada!

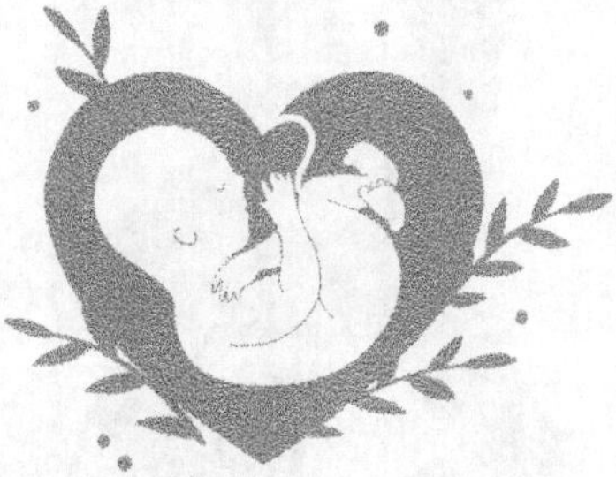

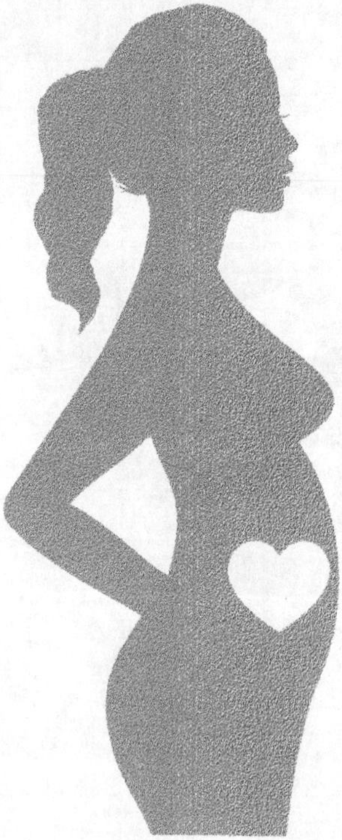

Capítulo 6

No estás sola: algunos cambios frecuentes

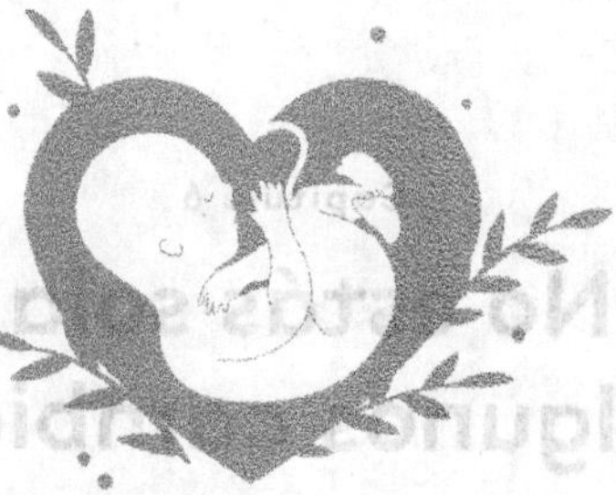

A menudo acudís a consulta angustiadas porque vuestro cuerpo está experimentando muchos cambios. Las nuevas sensaciones y molestias serán continuadas durante este proceso, y es importante que conozcas algunos síntomas normales. Ante ellos, debes tener siempre en cuenta que el embarazo es un proceso fisiológico, es decir, NO es una enfermedad, y conocer los síntomas más comunes te ayudará a vivirlo de manera más positiva y llevadera.

Tu cuerpo va a ir cambiando conforme pasen las semanas, tu circulación se verá modificada poco a poco, tus caderas se ensancharán, algunas zonas de tu piel se oscurecerán, notarás tensión en las mamas y un largo etcétera.

Para que sepas qué sentirás y no te asustes, vamos a ir repasando estos cambios normales durante tu embarazo.

Náuseas y vómitos

A partir de la semana 5 de embarazo, gran parte de las mujeres (según algunos estudios, hasta el 80 % de las gestantes) tienen náuseas o vómitos, sobre todo por la mañana. Si no los tienes, también entraría dentro de lo normal, considérate de las afortunadas que forman parte de ese pequeño 20 %. Estas náuseas pueden desencadenarse o empeorar con las altas temperaturas y con algunos olores o sabores.

Parece ser que esto ocurre por los efectos hormonales de la beta-hCG, hormona segregada durante el embarazo y que presenta unos niveles más elevados en pacientes con síntomas más acentuados. Los vómitos también podrían estar relacionados con otras hormonas, como la leptina, la hormona de crecimiento placentaria, la prolactina, la tiroxina y las hormonas adrenocorticales.

Las náuseas no suelen afectar al estado metabólico de la madre, pero, si son graves, pueden provocar deshidratación y precisar de ingreso hospitalario. Al cabo de las semanas irás mejorando y, tranquila, solo un 10 % de las embarazadas continúa con estos síntomas todo el embarazo.

Algunos consejos y remedios naturales fáciles de implementar al inicio de la aparición de esta sintomatología son:

- Seguir una dieta saludable haciendo comidas pequeñas cada poco tiempo (cada dos o tres horas), evitando así comidas copiosas de difícil digestión. Es preferible elegir alimentos bajos en grasa y ricos en proteínas o hidratos de carbono (yogures desnatados, frutas, pan, frutos secos o verduras frescas).

- Evitar las comidas picantes, los fritos, sabores fuertes, comidas muy calientes. Suelen ir mejor los alimentos semisólidos fríos (tortilla, puré, verduras cocidas, queso fresco envasado, etcétera), y las infusiones de menta o jengibre en ocasiones mejoran la sintomatología.

- Comer un poco después de levantarse puede ayudar a disminuir los síntomas.

- Reducir el estrés, pues el componente psicológico en el caso de síntomas acentuados suele ser primordial.

- Si estas medidas son insuficientes, se pautan tratamientos con fármacos antieméticos compatibles con el embarazo.

Miedo

Tras el positivo se vive una mezcla de sensaciones que te llevan a una montaña rusa emocional. Por un lado, estás feliz por haberlo conseguido, va a ser el evento que cambiará tu vida por completo, pero, a la vez, te surgen millones de dudas y preocupaciones.

Me tomo este apartado solo para decirte: para y respira, vamos poco a poco. No estás sola.

Sueño

Recuerdo que en uno de mis embarazos, durante las primeras semanas, pasadas las ocho de la tarde, iba arrastrándome, y llegadas las diez de la noche, me dormía irremediablemente. La progesterona hace de las suyas, e intentar zafarse es absurdo.

Durante el primer trimestre, estar más cansada y tener sueño es la norma. Esto cambia en las últimas semanas de embarazo, en las que no dormirás tanto debido a la intranquilidad y al ritmo hormonal. En las últimas semanas te desvelarás en mitad de la noche y te costará conciliar el sueño, ocurre en un 80 % de las embarazadas y, aunque no es preocupante, sí es molesto.

El cuerpo es sabio. Al principio te va a hacer descansar para que cojas fuerzas y al final te va preparando para lo que vendrá cuando tengas en casa a un bebé que se despierta varias veces por la noche. En mi caso, unas semanas antes del parto, cuando ya estaba de baja, me despertaba a las cinco de la mañana, cogía algún libro y me ponía a leer. Después me volvía a dormir y me levantaba a las once y media de la mañana, cosa que no he vuelto a hacer desde que tengo hijos. ¡Así que aprovecha!

Punzadas o tirones

Sentir punzadas o tirones es normal debido a que el útero está creciendo y está sujeto por dos ligamentos, los llamados ligamentos redondos, que pueden molestar cuando nos estiramos o realizamos movimientos bruscos, cuando nos levantamos bruscamente o cuando caminamos.

Si el dolor cede en unos minutos con el reposo, no debes preocuparte. Sin embargo, si el dolor es notable y no se calma en reposo, te recomiendo que acudas al hospital para revisar que todo está bien.

Dolor de espalda y neuritis intercostal

El incremento del tamaño del útero desplaza el centro de gravedad y estira y debilita los músculos abdominales, lo que provoca que la postura cambie y que la espalda se vea sometida a una presión adicional.

Por otro lado, los cambios hormonales que ocurren en el embarazo distienden las articulaciones y los ligamentos que conectan los huesos pélvicos a la columna vertebral. Todo esto hace que la gestante se sienta menos estable y presente dolor de espalda al caminar, generalmente hacia el quinto o sexto mes. Según la zona más afectada, encontramos los siguientes dolores:

Dorsalgia: dolor en la parte superior de la espalda al intentar compensar los hombros y la cabeza el arqueamiento que tiene la parte inferior de la columna.

Neuritis intercostal: se debe a la inflamación de los nervios entre las costillas y puede llegar a ser muy molesta en el tercer trimestre. Personalmente es el peor recuerdo de mi primer embarazo, un dolor punzante en las costillas, como una quemazón que no se me quitó hasta después del parto. Puedes tratar de calmar este dolor tan molesto con calor local, ayudándote de una manta eléctrica o de una bolsa de agua caliente, con un masaje suave, con técnicas de relajación, con ejercicio físico, como pilates o yoga, con estiramientos o realizando alguna terapia guiada por fisioterapeuta.

Dolor lumbar: dolor en la parte baja de la espalda.

Ciatalgia o dolor de ciática: se trata de un dolor en la parte superior del glúteo que puede irradiarse por la cara posterior del muslo, la pierna y hasta el pie, y se debe a la compresión de los nervios ciáticos en su salida por el sacro. Afecta a alrededor del 35 % de las embarazadas. No se trata de un problema sin importancia, ya que va a influir negativamente en las actividades de la vida diaria. El dolor puede alterar la movilidad, dificultando cosas tan habituales como ponerse los zapatos, subir o bajar escaleras, caminar en plano, etcétera.

Además de los consejos que acabo de darte, te dejo aquí algunos consejos que da la Sociedad Española de Ginecología (SEGO) para el dolor de espalda:

- Evita el reposo y mantente en movimiento, salvo que sea necesario por motivos médicos.

- Cuida la higiene postural: caderas hacia delante y espalda recta.

- No camines arqueando la espalda ni sacando el abdomen.

- Evita permanecer mucho tiempo de pie sin cambiar de postura.

- Procura no levantar objetos pesados; si lo haces, flexiona las rodillas para que las piernas realicen el esfuerzo y mantén la espalda recta.

- Evita usar zapatos de tacón alto.

- Utiliza sillas con un buen apoyo en la espalda, incluso colocando una almohada pequeña.

- Duerme en un colchón duro, sobre tu lado izquierdo, y coloca un cojín entre las piernas.

Tensión en los pechos

Debido a los efectos de las hormonas, la tensión en los pechos es uno de los primeros síntomas de embarazo. Aún me sorprendo en consulta cuando llega alguna chica a la que no le viene la regla y me comenta que también tiene tensión en las mamas y no sabe qué le ocurre; en este momento las dos (o los tres) deseamos realizar la ecografía para ver si hay o no embarazo.

Cansancio

El cansancio es más acentuado en el segundo y tercer trimestre porque soléis tener anemia ferropénica (por falta de hierro) debido a las grandes cantidades que se consumen y necesitan. Más de un 50 % de las anemias en este periodo se atribuyen a un déficit de hierro, seguidas en frecuencia por las anemias por déficit de ácido fólico.

Dado que la anemia es una causa frecuente de resultados maternos y fetales adversos, especialmente si la hemoglobina (Hb) en sangre es menor de 7 g/dl, es necesario investigar y tratar cualquier anemia detectada durante la gestación. Diagnosticaremos anemia gestacional en los siguientes casos:

- Hb <11 g/dl durante el primer y tercer trimestre.
- Hb <10,5 g/dl durante el segundo trimestre.

Además, durante el embarazo se han identificado algunos factores de riesgo para ferropenia o anemia ferropénica, en presencia de los cuales se solicitará también de forma sistemática la ferritina sérica para evaluar los depósitos de hierro, ya que un estado de ferritina baja (ferropenia) requiere el inicio de un tratamiento. En general, diagnosticaremos ferropenia con niveles de ferritina <30 µg/L.

Algunos de los factores de riesgo de ferropenia más comunes son:

- Anemia previa a la gestación.
- Gestación múltiple.
- Periodo intergenésico corto (<18 meses).
- Multiparidad.
- Dietas pobres en hierro (vegetarianas estrictas, desnutrición).
- Diabetes.
- Obesidad o bajo peso.
- Adolescentes (≤16 años).
- Menstruaciones abundantes.
- Patología malabsortiva.
- Hemoglobinopatía conocida (por ejemplo, talasemia, anemia falciforme).

Pies hinchados

Tener los pies hinchados es propio de las últimas semanas, ya que, debido al gran tamaño del útero, el drenaje linfático y el retorno venoso se ven dificultados. También es muy común y molesto después del parto.

Sin embargo, debemos prestar atención a unos pies hinchados de manera brusca o que se acompañan de otra cuestión clínica: tensión elevada, dolor de cabeza, molestias en el estómago, visión borrosa, hacer menos pis… Estos pueden ser indicios de que el embarazo se ha complicado con preeclampsia (patología propia del tercer trimestre del embarazo que te explico en el siguiente capítulo) y es motivo de consulta ginecológica.

Sangrado de encías, nariz o tras mantener relaciones

Los vasos sanguíneos en el embarazo, debido al influjo hormonal, son más frágiles, y es común que las encías sangren tras el cepillado diario. También es usual que sangre la nariz o que se sangre tras mantener relaciones sexuales. Este último tipo de sangrado debe ser motivo de consulta ginecológica para descartar que haya algún otro problema, como placenta baja, pólipo cervical, dinámica uterina, etcétera.

Piel pigmentada, melasma, estrías y arañas vasculares

Durante el embarazo, en ocasiones se produce un cambio en la pigmentación de la piel y se oscurecen ciertas zonas, como los genitales, los pezones y la característica línea alba, que es una aponeurosis entre los dos músculos rectos anteriores del abdomen, que recorren el abdomen desde el esternón al pubis (es decir, es una línea oscura que va desde el esternón, pasando por el ombligo, hasta el monte de Venus).

La zona de la cara puede hiperpigmentarse de manera irregular, especialmente en pómulos y nariz; es lo que se conoce como melasma o cloasma.

El oscurecimiento de genitales, pezones y línea alba desaparece después del parto, pero el de la cara a veces no. Por ello, las embarazadas deben evitar que les dé el sol en la cara y es importante el uso de protección solar (mejor con filtro físico) en la cara durante el embarazo, ya sea verano o invierno.

La aparición de estrías se relaciona con la calidad del tejido conjuntivo de cada persona, es decir, de su genética, por lo que es una predisposición difícil de combatir, pero sabemos que es más frecuente que aparezcan si se aumenta mucho de peso y no se hidrata bien la zona. Lamentablemente, las estrías quedarán para siempre en la piel, aunque, con el paso del tiempo, serán menos visibles.

Debido a la sobrecarga circulatoria que supone el embarazo, por la mayor fragilidad capilar y por la mayor dificultad en el retorno venoso, es común que se formen arañas vasculares en las piernas. Si se convierten en varices de gran tamaño deben ser valoradas, pues pueden requerir tratamiento para prevenir la formación de trombos y es aconsejable el uso de medias de descanso de compresión fuerte para embarazadas.

Si trabajas muchas horas de pie, aunque no tengas problemas circulatorios, es aconsejable el uso de medias de compresión para embarazadas. Gracias a ellas te dolerán menos las piernas después de la jornada laboral y prevendrás la aparición de varices vasculares.

Secreción de leche

Es común, sobre todo en el tercer trimestre, que salga leche por los pezones, más frecuente por la noche (en relación con el ritmo de secreción de oxitocina y prolactina).

En ocasiones se estimula la secreción y queda retenida y se seca, lo que se refleja como un puntito blanco en el pezón, llamado *perla de leche* y que se suele resolver solo la mayoría de las veces. En otras te levantas de la cama mojada o de repente ves que has mojado el sujetador y la camiseta mientras estabas haciendo cualquier cosa. Todo ello es algo normal y no hay que preocuparse.

Más ganas de orinar

En un embarazo normal se producen también una serie de cambios cardiovasculares. Por ejemplo, el volumen de sangre en una persona normal es de cuatro o cinco litros, pero en la embarazada aumenta en 1,5 litros, de manera que, debido a la sobrecarga circulatoria desde el primer trimestre, es normal hacer más pis, incluso al final es normal levantarse por las noches varias veces o estar más molesta porque el útero presiona la vejiga (hay más sangre que depurar y por eso se hace más pipí).

Eso sí, habría que acudir al hospital si hacer pis produce dolor o si se va al baño de manera repetida sin poder orinar (tenesmo vesical), porque hay que descartar una causa infecciosa, que debe tratarse siempre en el embarazo, pues las infecciones no tratadas pueden producir irritabilidad uterina, contracciones o parto prematuro, entre otras cosas.

Debido a este incremento circulatorio, también es más frecuente la presencia de taquicardias o palpitaciones, que suelen ser esporádicas. En el caso de que sean continuas y sintomáticas, también se debe consultar para poder descartar factores agravantes, como las cardiopatías estructurales, el hipertiroidismo o la embolia pulmonar.

Más flujo vaginal

Otro cambio normal que notarás es la presencia de más flujo vaginal. Los altos niveles de estrógenos hacen que aumenten el espesor de la mucosa vaginal y los pliegues vaginales, favoreciendo así la distensión vaginal de cara a la salida del bebé en el parto.

Esta secreción vaginal suele ser transparente o blanquecina, pero no debe picar, ni ser muy espesa ni tener ningún color (amarillo, gris o verde). Además, tener más flujo y sentirte mojada lleva a veces a confusión durante las últimas semanas y se tiende a pensar que se ha roto la bolsa. Ante la duda siempre es recomendado ir a urgencias.

Si tienes molestias o cambio en el color del flujo es importante que acudas a tu consulta médica, pues la vaginosis bacteriana tiene una prevalencia del 10-32 % en la población obstétrica e incrementa el riesgo de parto prematuro entre un 1,4 y un 6,9 %, ya que puede generar contracciones uterinas y rotura prematura de membranas. Por tanto, la presencia de vaginosis bacteriana o un pH vaginal mayor que 5 entre las semanas 16 y 36 de la gestación es un indicador de riesgo.

Por otro lado, la mujer embarazada es muy susceptible a la colonización e infección vaginal por hongos. El aumento de la secreción vaginal, los cambios en la microbiota vaginal y las variaciones en los niveles de glucosa en sangre durante el embarazo favorecen que se establezcan las condiciones ideales para que se desarrolle *Candida albicans*, responsable de la vulvovaginitis candidiásica.

Esta infección vaginal hace que el pH vaginal se sitúe entre 4,0 y 4,5, un poco más bajo de lo establecido, pero los síntomas no aparecen hasta que el pH es inferior a 4,0. No obstante, las infecciones por hongos, por sí solas, no conllevan a un parto prematuro, aunque sí se ha demostrado que la presencia de *Candida albicans* incrementa el riesgo de transmitir micosis al recién nacido.

Te dejo aquí una lista de consejos para reducir las infecciones de orina, la vaginosis y la candidiasis en el embarazo:

- Lleva una higiene íntima adecuada, con agua o jabón con pH neutro 4-4,5.

- Lleva a cabo un correcto lavado de la zona vaginal de delante hacia atrás. Es decir, siempre desde la zona de la vulva hacia la del ano, para evitar contaminar la vagina con gérmenes rectales. Tras el lavado, secar bien.

- Evita la ingestión de azúcar refinado y una dieta rica en hidratos de carbono durante el embarazo, ya que pueden propiciar el desarrollo de hongos en la vagina.

- No se recomienda ropa que se pegue mucho a la piel, y es preferible que sea ropa interior de algodón que fibras sintéticas; evita pantalones demasiado ajustados.

- Orina después de las relaciones para expulsar bacterias que hayan podido entrar tras el acto sexual.

- Evita relaciones sexuales mientras recibes tratamiento.

- Elige un lubricante a base de agua y con probióticos.

- Evita la humedad en la zona genital. Evita quedarte mucho tiempo con la ropa húmeda.

- Cámbiate sin demora la ropa de baño o la ropa de gimnasio.

- Bebe al menos ocho vasos de agua al día. La forma más sencilla de prevenir una infección del tracto urinario es expulsar las bacterias de la vejiga y el tracto urinario antes de que se establezca.

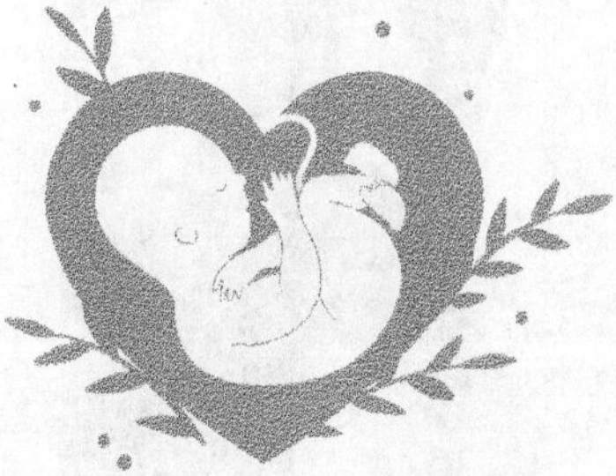

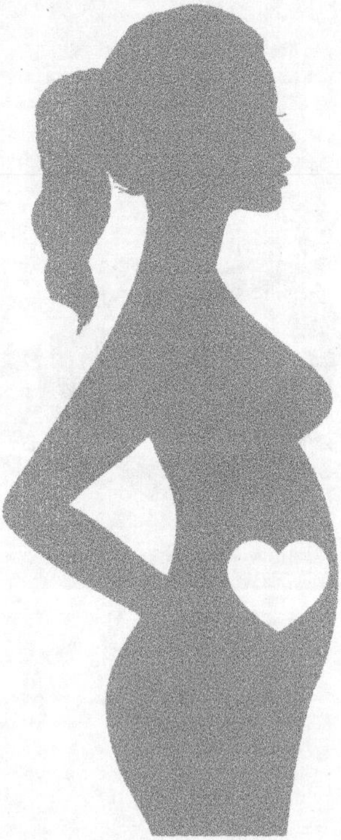

Capítulo 7

Tranquilidad ante las patologías más frecuentes

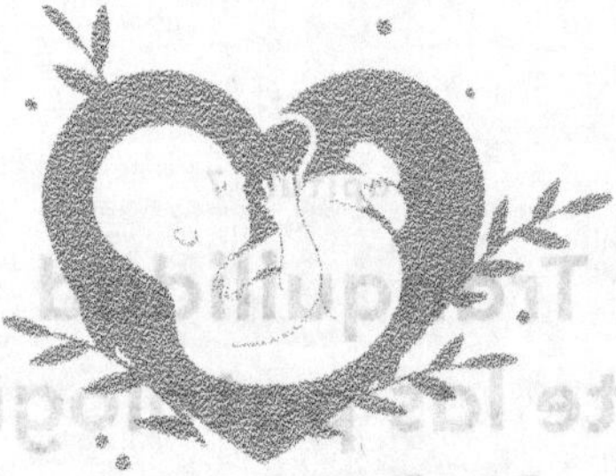

El embarazo es una situación fisiológica y, en la gran mayoría de los casos, transcurre dentro de la normalidad, pero no está exenta de la aparición de complicaciones, y muchas de ellas pueden poner en riesgo tanto el embarazo como a la madre o alterar los resultados perinatales.

Vamos a prestarles atención en este capítulo para que las entiendas y sepas qué hacer ante cada una de ellas.

Diabetes gestacional

La diabetes *mellitus* (DM) es la alteración metabólica que más frecuentemente se asocia al embarazo. Aproximadamente un 1 % de todas las mujeres embarazadas presentan DM pregestacional (DMPG), y un 12 % o más, dependiendo de la estrategia diagnóstica empleada, presentará diabetes gestacional (DMG).

DMPG: es aquella que aparece antes del embarazo o se diagnostica en el primer trimestre.

DMG: es aquella que se diagnostica en el segundo o tercer trimestre.

De las mujeres que tienen diabetes durante el embarazo, se estima que aproximadamente el 87,5 % tiene DMG, el 7,5 % tiene DM tipo 1 y el 5 % restante, DM tipo 2. En España, la prevalencia de DM tipo 1, y especialmente de DM tipo 2, ha aumentado en los últimos años. Existen datos recientes que muestran que la incidencia de DMG también está aumentando como resultado de mayores tasas de obesidad y de más embarazos en mujeres con edad más elevada.

Vamos a valorar dos aspectos importantes a este respecto:

Impacto del embarazo en el curso de la diabetes *mellitus*: durante el embarazo se produce un aumento de la concentración de hormonas (lactógeno placentario, estrógenos, progesterona y prolactina) que favorecen que haya resistencia a la insulina, la hormona encargada de introducir la glucosa en la célula para que sea utilizada como energía. Si hay resistencia a ella, la glucosa se queda en el torrente sanguíneo, y por ello se produce hiperglucemia (aumento de glucosa en sangre) y, en consecuencia, el incremento de los requerimientos de insulina. En definitiva, queda afectado el control del metabolismo del azúcar, que predispone a la diabetes y que puede acelerar la aparición de complicaciones asociadas a ella, como oftalmológicas o renales.

Impacto de la diabetes *mellitus* en el embarazo: a diferencia de la insulina, la glucosa sí atraviesa la barrera placentaria. La hiperglucemia materna durante las primeras semanas del embarazo produce un incremento de la glucemia en el feto, lo que afecta al embrión, altera la génesis de órganos, duplica el riesgo de un aborto espontáneo y puede provocar anomalías fetales (cardíacas, del aparato digestivo, del sistema nervioso central, etcétera).

En el segundo y tercer trimestre, la hiperglucemia provoca un aumento de la producción de insulina, responsable de un efecto anabólico que ocasiona macrosomía fetal (bebé más grande), contribuye a la inmadurez del feto y favorece la hipoglicemia del bebé tras el parto. Esto hace que aumente el riesgo de complicaciones obstétricas, como cesáreas, traumatismos periparto, polihidramnios, preeclampsia y baja puntuación de Apgar.

Tener el azúcar alto en sangre en el embarazo de manera continua puede tener varias complicaciones: abortos, malformaciones, macrosomía e inmadurez (los pulmones están menos desarrollados), y aumenta por ello la probabilidad de cesárea, traumatismos en el periné, cantidad de líquido amniótico, preeclampsia y bebé con malos resultados tras el parto.

Por ello, lo más importante tras el diagnóstico es el control de los niveles de glucosa con dieta y ejercicio que se consigue en el 80 % de las embarazadas. A veces, solo en un 20 % de los casos, si estas medidas no son suficientes, es necesario agregar medicación vía oral o por inyecciones de insulina subcutánea.

¿En qué consiste este diagnóstico de diabetes gestacional?

En España, debido a la alta incidencia de diabetes en gestantes, el protocolo que se sigue es un test universal en el que se realiza la famosa «prueba del azúcar» a todas las embarazadas. En otros países únicamente se hace a gestantes con factores de riesgo.

En la prueba del azúcar o test de O'Sullivan, del que ya te he hablado en capítulos previos, se mide la glucemia basal a la hora de la ingesta de un líquido con 50 g de glucosa por parte de la embarazada. Los límites de los resultados de esta prueba serían normales por debajo de 140 mg/dl. Si los resultados dan por encima de esa cifra, se debe realizar una segunda prueba más precisa que se llama sobrecarga oral de glucosa (SOG), en la que se da a beber 100 g de glucosa y esta se mide antes de tomar la bebida y en las tres horas posteriores. Estos son los límites de los resultados: basal (105 mg/dl), 1 hora (190 mg/dl), 2 horas (165 mg/dl), 3 horas (145 mg/dl).

En el caso de que dos valores estén por encima de estos límites, se diagnostica una DMG, y si hay un único valor alterado, se considera intolerancia a la glucosa y se debe repetir la misma prueba en dos o tres semanas.

También sirve como diagnóstico de DG una glucemia aislada en ayunas >125 mg/dl o una glucemia al azar >200 mg/dl.

Los criterios de riesgo para adelantar el test de O'Sullivan al primer trimestre son:

- Diabetes gestacional en gestación previa.
- Padre o madre de la gestante con diabetes.
- Hijo previo macrosómico (>4 kilos).
- Obesidad o sobrepeso materno (IMC mayor de 30).
- Edad: la edad es controvertida, y en algunos protocolos ya no se realiza únicamente si la gestante es mayor de treinta y cinco años.

El tratamiento ante este tipo de diabetes empieza con un plan de alimentación, actividad física, control del peso y control de la glucemia para alcanzar los objetivos, comenzando por cuatro glucemias capilares al día (se pincha con una pequeña aguja el dedo, se pasa la gotita de sangre por una tira reactiva que se introduce en una máquina y mide el nivel de azúcar en sangre capilar), antes y después del desayuno y antes y después de comida o cena.

Si se consiguen valores óptimos, se pueden reducir estos controles. Los valores deseables son:

- Glucemia en ayunas: <95 mg/dl.
  - Glucemia 1 hora después de las comidas: <140 mg/dl (7,8 mmol/l), o 2 horas después de las comidas: <120 mg/dl (6,7 mmol/l).

El 80 % de las gestantes con diabetes gestacional la controlan con dieta y ejercicio físico regular. Si es preciso medicar para controlar la glucemia, es de preferencia la insulina subcutánea. Hay que evitar el azúcar alto (<140 mg/dl= hiperglucemia), pero también que baje mucho (<70 mg/dl = hipoglucemias).

Si a partir de la semana 30, en una gestante cuyo embarazo cursa normalmente, se detecta que el bebé es grande (percentil >97) o tiene mucho líquido amniótico, lo indicado es solicitar una SOG para descartar una diabetes gestacional de aparición más tardía.

Además, en la diabetes gestacional no se aconseja el uso de sacarina como edulcorante, y es preferible usar con moderación aspartamo, sucralosa y estevia. Se recomienda también el ejercicio físico tres o cuatro días a la semana de veinte a sesenta minutos.

El control obstétrico de la gestante con diabetes gestacional bien controlada es similar al efectuado en la gestante normal, con alguna puntualización. Así, en la Seguridad Social se incluye una ecografía adicional en las semanas 28-30 para el control del peso fetal y para medir la cantidad de líquido amniótico. La ecografía en torno a las semanas 36-38 puede aportar información útil para planificar la finalización del embarazo.

Las gestantes con DMG que asocien un deficiente control glucémico (glucemias altas), feto grande para la edad gestacional, obesidad o existencia de otras comorbilidades, son pacientes con riesgo de presentar peores resultados perinatales. El objetivo prioritario en este grupo será realizar un seguimiento y control más estricto, hasta hacerlo similar a las gestantes con DMPG.

La finalización de la gestación en pacientes con DMG bien controlada, con buenos perfiles glucémicos y bebé normopeso, será similar a la población general y no es motivo de inducción del parto. Sin embargo, en las pacientes con factores de riesgo, como aquellas que requieran insulina, la decisión será individualizada, aunque por lo general no se aconseja prolongar la gestación más allá de la semana 39-40, pues los riesgos de continuar y tener un resultado perinatal adverso superan los beneficios.

Hipotiroidismo

El hipotiroidismo, que es la patología tiroidea más frecuente en la mujer, sucede cuando existe insuficiente producción de hormonas tiroideas. Debido a ello, se reducen las hormonas tiroideas (disminución de la hormona T4 libre producida en tiroides) y aumenta la TSH (hormona estimulante del tiroides producida en hipófisis). Este problema es de cinco a ocho veces superior en mujeres que en hombres y se presenta entre el 0,5 y el 2,5 % de las mujeres embarazadas. Dentro del hipotiroidismo, se registran dos tipos: hipotiroidismo subclínico (elevación de

TSH en presencia de hormonas T3 y T4 normales) e hipotiroidismo franco (con TSH alta y T4 baja).

En el embarazo, las necesidades de yodo y de hormonas tiroideas aumentan, y puede aparecer el hipotiroidismo transitorio, que se irá disipando tras el parto y que necesita tratamiento.

Algunos síntomas del hipotiroidismo se muestran en:

Piel: sequedad de la piel, las manos y el pelo, fragilidad capilar y de uñas, edema de ojos y manos.

Sistema cardiovascular: bradicardia, anemia.

Aparato digestivo: estreñimiento.

Sistema nervioso central: somnolencia, enlentecimiento, mayor prevalencia de trastorno depresivo.

Metabolismo: disminución de la síntesis de proteínas, aumento del colesterol LDL y triglicéridos, aumento de peso.

Músculos: dolor muscular y rigidez.

Riñones: hiponatremia y disminución del filtrado glomerular.

Aparato reproductor: disminución de la libido, metrorragias, anovulación.

El hipotiroidismo en el embarazo, si no está controlado, se ha asociado a un incremento del riesgo gestacional, con el consiguiente incremento de la morbimortalidad perinatal: pérdida fetal, alteraciones estructurales, preeclampsia, anemia, desprendimiento de placenta, hemorragia posparto o incluso bajo peso fetal al nacer.

Tanto en la búsqueda como durante el embarazo es recomendable tener la función tiroidea ajustada al máximo.

Además, se ha descrito una estrecha vinculación entre el hipotiroidismo no controlado y las alteraciones en el neurodesarrollo fetal, objetivándose un mayor riesgo de alteración del desarrollo neurológico y puntuaciones más bajas en los test de inteligencia infantiles. Todos estos efectos adversos graves parecen desaparecer o, en todo caso, disminuir si se lleva a cabo un buen control y tratamiento de la enfermedad, sobre todo si estos se inician ya desde el primer trimestre.

Los valores de TSH para la búsqueda y durante el embarazo deben estar próximos a 2,5-3 mU/L; si están más altos es conveniente iniciar un tratamiento con levotiroxina oral diaria, que es una medicación segura y con importantes beneficios en el embarazo. Se recomienda identificar a la paciente hipotiroidea en la primera visita obstétrica, incluso en la forma subclínica, es decir, la que no presenta síntomas de hipotiroidismo, solicitando la TSH en la primera analítica de sangre de control a todas las embarazadas.

Algunas pacientes con más riesgo de tener una alteración de la función tiroidea son aquellas que presentan: antecedentes de disfunción tiroidea, bocio, cirugía o ablación del tiroides, las portadoras de anticuerpos antitiroideos u otras enfermedades autoinmunes, aquellas con diabetes tipo I, con radioterapia previa sobre cabeza o cuello, en tratamiento con amiodarona, litio o expuestas a contrastes yodados radiológicos en las seis semanas anteriores, las gestantes en zonas con yododeficiencia en la dieta, las que presentan infertilidad, antecedente de aborto o parto pretérmino, las que tienen un IMC mayor de 40 o una historia familiar de disfunción tiroidea o aquellas que son madres a partir de los treinta y cinco años.

Preeclampsia

Es una patología propia del embarazo que pueden tener algunas mujeres durante la segunda mitad de la gestación. Afecta al 2-8 % de todos los embarazos y las mujeres que la padecen presentan una tensión arterial elevada (entendida como TA >140/90 mmHg), cantidades altas de proteína en la orina y puede existir daño en otros órganos, como el hígado o el cerebro, e incluso problemas en el crecimiento del bebé. Hoy día sabemos que el cuadro se puede presentar sin tensión extremadamente elevada (puede elevarse 30 mmHg por encima de lo normal para esa gestante) e incluso sin proteinuria (presencia de proteínas en la orina). También puede ocurrir en el periodo de posparto, aunque es menos frecuente.

La preeclampsia se puede clasificar en preeclampsia de inicio precoz (antes de las treinta y dos semanas de gestación) y preeclampsia de inicio tardío (cuando aparece después de las treinta y dos semanas), y en preeclampsia leve o preeclampsia severa, según su gravedad.

En las formas severas de la enfermedad puede haber afectación hepática, renal, neurológica, alteraciones en la coagulación, retraso del crecimiento intrauterino del bebé e incluso aparición de convulsiones en la gestante (en estos casos, se denomina eclampsia).

De hecho, la preeclampsia es una de las causas principales de muerte entre las mujeres y los bebés de todo el mundo. Según la OMS, casi una décima parte de las muertes maternas en Asia y en África y una cuarta parte de las muertes maternas en América Latina están relacionadas con trastornos hipertensivos del embarazo. Entre los trastornos hipertensivos, la preeclampsia y la eclampsia tienen el mayor impacto en la morbimortalidad materna y neonatal. Sin embargo, la mayoría de las muertes relacionadas con la preeclampsia y la eclampsia podrían evitarse si las mujeres recibieran asistencia oportuna y efectiva en estos países desfavorecidos, administrada de acuerdo con estándares basados en las pruebas científicas.

La preeclampsia puede hacer que la placenta, que es la que proporciona el oxígeno y alimento al bebé, no obtenga suficiente sangre. Si la placenta no funciona correctamente, el bebé recibe menos nutrientes y puede nacer con bajo peso. Además, puede ser necesario provocar un parto de inmediato, y los bebés prematuros corren un mayor riesgo de sufrir complicaciones graves; algunas de ellas duran toda la vida y requieren atención médica continua.

Como evitar la preeclampsia es importante, recordarás que ya expliqué ampliamente en el capítulo de primer trimestre cómo realizamos el *screening* de preeclampsia. Ahora te dejo aquí algunos de los síntomas característicos para que te mantengas alerta:

- Elevación de tensión arterial (>140/90 mmHg)
- Hinchazón en cara o manos en poco tiempo.
- Dolores fuertes de cabeza.
- Alteración en la visión (borrosa, doble, con luces).
- Vómitos.
- Dificultad para respirar.
- Dolor en el epigastrio (abdomen superior, desde la punta del esternón hasta el ombligo) o en el hombro.

El tratamiento para las mujeres embarazadas que tienen preeclampsia con signos de severidad es dar a luz. Obviamente, se tratará de que la finalización del embarazo se produzca cuando haya garantías de que el bebé pueda sobrevivir fuera del útero, pero si es severa siempre se prioriza la vida de la madre. Hasta ese momento se controlará más estrechamente a la gestante y se prescribirá un tratamiento para mantener regulada la presión arterial. En los casos graves puede requerirse la hospitalización para el control clínico de la paciente, la aplicación de un tratamiento antihipertensivo intravenoso y, a veces, uno para prevenir las convulsiones o madurar los pulmones del bebé si debe nacer prematuro. De hecho, la principal causa de prematuridad iatrogénica (provocada por intervención médica debido a la gravedad del cuadro) es la preeclampsia materna. En el caso de que sea necesario finalizar el embarazo, lo indicado es que el parto sea vaginal, con lo cual se inducirá si la preeclampsia no es muy severa, aunque debes saber que este tipo de pacientes presentan un mayor riesgo de parto por cesárea debido a que la insuficiencia placentaria con frecuencia hace que el bebé no tenga suficientes reservas para aguantar el trabajo de parto.

Bebé de bajo peso (PEG o CIR) y bebé grande (GEG)

La incidencia de nacimientos de bebés pequeños para edad gestacional (PEG) o bebés de bajo peso está en torno a un 10 % de las gestaciones en países desarrollados, llegando a un 20 % en países subdesarrollados. En España representa un 3-5 % de los recién nacidos vivos.

Las causas para que el bebé sea PEG y CIR son muy diversas y podemos clasificarlas de la siguiente manera:

Causas fetales: anomalías cromosómicas, como trisomías; defectos genéticos, como acondroplasia; malformaciones congénitas, como cardíacas, renales, etcétera, y gestación múltiple.

Causas maternas: edad menor de dieciséis años o mayor de treinta y cinco años, talla y peso bajos, malformaciones uterinas, nulípara (que nunca ha dado a luz), gran multípara (que ha tenido un número elevado de partos), intervalo de menos de seis meses entre embarazos, anteriores fetos PEG, malnutrición, infecciones crónicas, enfermedades crónicas (colagenopatías, insuficiencia renal), hipertensión crónica o preeclampsia, anemias, neumopatías y cardiopatías cianosantes (hipoxemia).

Causas placentarias: defectos de implantación, anomalías vasculares (arteria umbilical única, hemangioma), infarto placentario, desprendimiento placentario, insuficiencia placentaria.

Causas ambientales: altitud (hipoxia), desnutrición o desequilibrio de nutrientes, fármacos (anticoagulantes, anticonvulsivantes, antineoplásicos), tabaco, otros tóxicos (alcohol, opioides), infecciones prenatales (toxoplasmosis, rubeola, citomegalovirus, herpes simple, varicela, malaria, sífilis, Chagas, listeria, VIH).

En el caso del bebé PEG o CIR, se sigue un control muy estrecho del embarazo con estudio Doppler fetal, analíticas y monitorización. En bebés PEG, estas pruebas se realizarán cada una o dos semanas, y en bebés CIR, cada semana.

Lo principal es que acudas a tus revisiones periódicas y sigas los consejos del equipo médico que te atiende. Lo estandarizado en España es la finalización de los fetos PEG en la semana 40, y los CIR tipo I, que es el más frecuente, en la semana 37, por vía vaginal en ambos casos. Se estipula de esta manera porque es el momento óptimo para tener mejores resultados perinatales y que el parto se consiga vía vaginal.

El caso de un bebé grande (macrosoma) se relaciona con un riesgo aumentado de complicaciones maternas y morbimortalidad fetal. Por este motivo, es importante la detección temprana de los fetos macrosómicos durante la gestación, así como su correcto manejo y seguimiento para poder evitar resultados perinatales adversos. Sabemos que hay algunos factores de riesgo para que el bebé sea grande:

Factores constitucionales presentes antes del embarazo:

- IMC elevado materno pregestacional (obesidad y sobrepeso).
- Hijo previo de más de cuatro kilos.

- Multiparidad (más de cuatro hijos).
- Etnia (raza africana o latina).
- Peso de nacimiento materno mayor de cuatro kilos.
- Edad materna menor de dieciséis años.
- Diabetes previa.
- Obesidad paterna.

Factores gestacionales, que ocurren en el embarazo:

- Aumento excesivo de peso durante la gestación (más de dieciséis kilos).
- Sexo masculino.
- Gestación cronológicamente prolongada.
- Diabetes gestacional.

La indicación de cesárea electiva (programada) por bebé grande, según la mayoría de los protocolos, se establece si la gestante está de treinta y nueve o cuarenta semanas y el bebé pesa más de cuatro kilos y medio, en madres diabéticas, o más de cinco kilos, en madres no diabéticas.

Amenaza de parto prematuro

Esta amenaza sucede cuando aparecen contracciones dolorosas y regulares que llevan al acortamiento progresivo del cuello del útero con membranas íntegras desde la semana 22 hasta la semana 36+6. Pero, tranquilas, en la mayoría de los casos en los que la paciente ingresa con el diagnóstico clásico de amenaza de parto pretérmino, el riesgo real de que se desencadene el parto en los siguientes siete días es muy bajo (parece que solo de un 10 %).

La amenaza de parto pretérmino suele tener un origen multifactorial, pero sabemos que las principales causas son:

- Sobredistensión uterina por gestación múltiple o polihidramnios (acumulación excesiva de líquido amniótico).
- Focalidad infecciosa de otras partes del organismo (apendicitis, pielonefritis).
- Infección o inflamación intraamniótica subclínica (es aquella infección de la bolsa amniótica que no ha dado síntomas como fiebre o dolor uterino).

Lo más importante es que, si notas el abdomen tenso, con molestias similares a las de la regla, de forma regular, y estás de menos de treinta y cinco semanas, acudas a urgencias para descartar que se trate de contracciones.

Si se valora que existen contracciones regulares y acortamiento cervical progresivo, está indicado el ingreso hospitalario por amenaza de parto prematuro con estos objetivos:

- Completar el estudio con analíticas de sangre, orina, exudados vaginal y cervical para cultivos (buscando el foco infeccioso).

- Instaurar un tratamiento tocolítico oral o intravenoso (para parar las contracciones).
- Iniciar tratamiento para madurar los pulmones del bebé (con corticoides intramusculares) por si nace antes de tiempo.

- Instaurar un tratamiento con sulfato de magnesio intravenoso antes de las treinta y dos semanas si se espera un parto inminente (lo usamos para prevenir complicaciones neurológicas en el recién nacido, pues es una medicación neuroprotectora).

Placenta previa

Llamamos placenta previa a aquella que cubre total o parcialmente el cuello del útero (el orificio cervical interno), de manera que el parto vaginal no es posible porque la placenta obstaculiza la salida del bebé. Es poco frecuente (menos de 0,5 % de las gestaciones), pero gran parte de estas pacientes (90 %) consultan a urgencias por sangrado rojo brillante y sin dolor generalmente en el segundo o tercer trimestre.

Para entenderlo bien hay que imaginarse el útero como un globo al que la placenta se pega en distintos sitios. Con esta imagen mental será más fácil comprender que la placenta puede ser:

Anterior: si se sitúa en la cara anterior del útero.

Posterior: en la cara posterior del útero.

Lateral: si se sitúa en los laterales del útero (derecha o izquierda).

En fondo: en la cara superior del útero.

Previa oclusiva: si ocluye por completo el orificio cervical interno.

Previa marginal: si se sitúa en el margen del orificio cervical interno sin sobrepasarlo.

Baja: si se sitúa a menos de dos centímetros del orificio cervical interno.

El diagnóstico de la situación de la placenta puede llevar a errores, con lo que no es correcto hacerlo antes de la semana 20 y debe valorarse a lo largo del embarazo, pues con el crecimiento del útero la placenta puede desplazarse y, lo que parecía placenta previa, puede no serlo al final del embarazo.

En la semana 36 o 37, se valora con una ecografía transvaginal la localización placentaria para decidir la mejor vía del parto (vaginal o cesárea). Si ocluye el canal cervical, la vía del parto deberá ser por cesárea programada, porque el bebé no tendrá lugar por donde salir.

Sabemos que algunos de los principales factores de riesgo para que esto ocurra son: cirugía uterina previa (por ejemplo, miomectomía o legrado), cesárea anterior, tabaquismo, edad materna avanzada, embarazo múltiple (es decir, un embarazo en el que hay dos o más bebés en el útero), multiparidad, raza africana o asiática, gestaciones tras técnicas de reproducción asistida.

Lo que debes tener en cuenta a este respecto es que cualquier tipo de sangrado en el embarazo es motivo de consulta a urgencias. Y, además, en el caso de que exista sangrado y placenta previa, se aconseja reposo relativo y cese de relaciones sexuales. A menudo me preguntáis en consulta qué es el «reposo relativo», y yo siempre os respondo que no significa meterse en cama porque hacerlo es contraproducente, sino bajar el ritmo, evitar coger peso, evitar dar largas caminatas o estar mucho tiempo de pie.

Polihidramnios y oligoamnios

Dentro de nuestro útero, el bebé crece sumergido en el líquido amniótico que rellena el saco amniótico, y vive conectado a la placenta gracias al cordón umbilical. Este líquido amniótico es vital para la supervivencia del feto y tiene varias funciones:

- Termorreguladora, que ayuda a mantener al feto en un ambiente caliente y protector.
- Favorece el desarrollo de sus huesos, músculos y articulaciones.
- La existencia de líquido hace que se evite la presión sobre el cordón umbilical.
- Los fetos beben este líquido (en el que también hacen pis, un dato curioso, ¿no? Todos hemos bebido nuestro pis, ¿qué te parece?), lo que ayuda a la maduración y el desarrollo de los distintos órganos.

En ocasiones, aparece el polihidramnios, que tiene lugar cuando aumenta el líquido amniótico, y en un 50-60 % de los casos no sabemos la causa, lo que en medicina se conoce como causa idiopática o desconocida. Eso sí, ante este diagnóstico de polihidramnios deben descartarse causas importantes, como una anomalía fetal (por ejemplo, gastrointestinal), un mal control de la diabetes, patologías infecciosas o isoinmunización Rh (es la situación en la cual las pacientes con Rh negativo rechazan la sangre del bebé Rh positivo, se crean anticuerpos contra el grupo positivo y se destruyen estos hematíes, con el riesgo de que se desarrolle anemia fetal y polihidramnios).

Para regular esta alteración en el líquido amniótico, se hace un seguimiento de la cantidad de líquido y, en ocasiones, puede estar indicado realizar un amniodrenaje (extraer parte del líquido amniótico, con una aguja similar a la de la amniocentesis) para disminuir las molestias o la posibilidad de un parto prematuro. En la mayoría de los casos, ginecólogos y ginecólogas llevamos a cabo un seguimiento y no hay problema.

El caso contrario al polihidramnios es el oligoamnios, la situación en la que el líquido amniótico está reducido. Este caso nos preocupa más a los ginecólogos, pues está más frecuentemente relacionado con patologías, así que, cuando lo detectamos, lo primero que debemos hacer es descartar las siguientes: rotura de membranas (50 %), que el bebé sea más pequeño (CIR o retraso del crecimiento fetal, 25 %), infección por citomegalovirus, gestación prolongada, patología renal fetal o defectos del tubo neural (15 %), consumo de fármacos inadecuados, idiopático (causa desconocida, 5 %).

Una vez detectado y controlado el oligoamnios, haremos un seguimiento estrecho y se indicará la finalización del parto preferiblemente por vía vaginal a partir de la semana 37.

Si en tu ecografía han detectado poco o mucho líquido amniótico, lo más importante es que continúes con las revisiones ecográficas periódicas.

Bebé con presentación podálica

Cuando el bebé se sitúa sentado y lo que presenta en la pelvis para salir es el culete, decimos que el bebé tiene una presentación de nalgas o podálica. Popularmente se dice que viene de culo, para que nos entendamos.

La incidencia de que el bebé esté en podálica a término (más de treinta y siete semanas de embarazo) es de entre un 3 y un 4 %. Y, en todo caso, no hay que preocuparse por ello hasta la semana 36, ya que es muy común que se sitúen en esta posición en semanas anteriores y no tiene ninguna importancia.

Antes de la semana 36 no debe preocuparte si el bebé está sentado o de cabeza. Créeme, no es relevante. Déjalo que se mueva y se coloque como quiera en tu útero mientras crece.

En la ecografía del tercer trimestre (en la semana 35-36) se valora cómo está colocado el bebé y se darán las pautas que hay que seguir. Generalmente, para que el bebé se gire, solemos aconsejar:

Moxibustión: es un método terapéutico de la medicina tradicional china que consiste en la estimulación de puntos de acupuntura con calor por combustión de artemisa, que se prensa en forma de puro o se muele hasta convertirla en polvo para quemarla, y que se denomina moxa. Este método parece ser efectivo en un 50-70 %, es sencillo de realizar y no supone ningún riesgo para el embarazo.

Posiciones invertidas (postura del gato o en cuatro puntos): es decir, colocarse apoyando rodillas y manos en el suelo, a cuatro patas, para ayudar a que el bebé se gire.

Versión cefálica externa (VCE): como comentaba en el capítulo 5, se trata de una maniobra mediante la cual se intenta, con ayuda de las manos de un profesional, girar al bebé hasta la postura cefálica (para que venga «de cabeza») para evitar una cesárea, que es una cirugía mayor con más riesgo respecto al parto vaginal, debido a la anestesia, a posibles infecciones y trombos y a una peor recuperación, y a que, en muchos casos, no permite la posibilidad de contacto piel con piel, ni realizar el pinzamiento tardío de cordón, y dificulta la lactancia materna precoz. La VCE se lleva a cabo alrededor de la semana 37, en paritorio, se pone una medicación para frenar las contracciones y se monitoriza al bebé antes y después. En ocasiones, se pauta analgesia o incluso anestesia epidural, pues el dolor es la principal causa de fallo de la técnica. En manos expertas tiene una tasa de éxito del 60-70%, y sabemos que es más exitosa en mujeres que no son primerizas (con la musculatura abdominal más laxa), cuando la placenta está situada en la cara posterior, cuando la paciente es delgada y cuando el bebé está en una presentación transversa u oblicua. Esta técnica tiene algunas contraindicaciones, como en la gestación gemelar, con placenta previa, en los bebés CIR o con una bolsa amniótica rota, pero, en contraposición, presenta mínimas complicaciones, ya que, generalmente, solo en un 4 % de casos se produce alteración en la frecuencia cardíaca fetal. Tras esta maniobra, a las gestantes que son Rh negativas se les recomienda ponerse una nueva dosis de la vacuna gamma anti-D.

Colestasis intrahepática

Es un problema típico del embarazo en el que se altera la función del hígado y que aparece más frecuentemente en el tercer trimestre, con una incidencia de entre el 0,5 y el 2 % de las gestaciones. Su causa es multifactorial: factores hormonales, raza, factores genéticos... Aunque sabemos que hay situaciones de mayor riesgo: edad materna elevada, gestación gemelar, hepatitis C, antecedentes de colestasis en gestación previa...

Como consecuencia del mal funcionamiento hepático, aumentan la bilirrubina, las enzimas hepáticas y varios parámetros más que podemos medir en una analítica de sangre. El principal síntoma es el picor nocturno (80 %), que aparece primero en palmas y plantas y que después puede generalizarse al resto del cuerpo. También puede producir ictericia (color amarillento de la piel o los ojos), náuseas, vómitos o dolor en la zona derecha del abdomen.

La colestasis intrahepática gestacional se asocia a un parto prematuro, a la presencia de meconio en el líquido amniótico con riesgo de aspiración meconial, a el ingreso en la UCI neonatal y el exitus fetal, aunque algunos resultados perinatales adversos están relacionados con la prematuridad iatrogénica (provocada al tener que terminar el embarazo por esta causa, si es severa). En los casos en los que parece existir una mayor mortalidad fetal es en aquellos en los que se objetiva un aumento de ácidos biliares ≥100 μmol/l.

Si estás en el tercer trimestre de embarazo y tienes picor en manos o pies por la noche, debes consultarlo.

Tras el diagnóstico, se realiza un seguimiento más estrecho del embarazo y se pautará un tratamiento con antihistamínicos y ácido ursodesoxicólico.

Debido a los peores resultados perinatales en estas pacientes, está indicada la inducción del parto:

- En la semana 40, si los ácidos biliares son bajos (<40 μmol/l) y la gestante controla bien los síntomas.
- En la semana 37, si hay malos resultados perinatales previos por esta causa, la paciente tiene un cuadro clínico intenso o que empeora, y los niveles de ácidos biliares son altos (>40 μmol/l).

Embarazo múltiple

La incidencia de la gestación múltiple ha sufrido un aumento en los últimos años debido, sobre todo, al aumento de las técnicas de reproducción asistida. En concreto, España es uno de los países con mayor número de clínicas de reproducción de Europa y, por ende, existe una mayor tasa de gestaciones gemelares. Hoy en día las leyes que regulan estas técnicas son más estrictas y avanzadas y, a su vez, los tratamientos son mejores y se conoce más sobre el tema, con lo que el número de gestaciones gemelares por estas técnicas va en descenso.

Las gestaciones gemelares conllevan más riesgo para las madres y para los bebés. La principal es la prematuridad, pero también existen otras, como retrasos del crecimiento, síndrome de transfusión entre gemelos o malformaciones anatómicas o cromosómicas.

La gestación gemelar conlleva más complicaciones tanto maternas como fetales. La principal diferencia en el seguimiento y el tiempo del parto se derivará de si los embriones son bicoriales (es decir, cada uno tiene su placenta) o monocoriales (los dos comparten la placenta). Por ello, en la ecografía de la semana 12 uno de los principales esfuerzos que realizamos es por saber si comparten o no placenta.

En medicina, el término correcto para hablar sobre una gestación de dos embriones es *gestación gemelar*, pero si hablamos en términos genéticos nos referimos a:

Gemelos dicigóticos: dos cigotos con material genético distinto, comúnmente llamados «mellizos». Todos ellos son bicoriales biamnióticos y suponen el 70-75 % de los casos.

Gemelos monocióticos: un cigoto con el mismo material genético que se divide, comúnmente llamados «gemelos idénticos». Suponen el 25-30 % de los casos. Pueden ser bicoriales biamnióticos (20-25 %), monocoriales biamnióticos (70-75 %), monocoriales monoamnióticos (1-2 %), y siameses (<1 %).

Como supondréis, el seguimiento y la finalización del embarazo son diferentes en las gestaciones múltiples, ya que tienen más riesgo de que la madre desarrolle un parto prematuro o patologías del embarazo (diabetes, preeclampsia, colestasis intrahepática, hiperémesis gravídica —vómitos incoercibles— anemia o hemorragia obstétrica, entre otros). Además, si los gemelos comparten la placenta, tienen más riesgo de malformaciones estructurales y complicaciones derivadas de ello, como síndrome de transfusión feto-fetal (en el que un gemelo pasa sangre al otro de forma desequilibrada debido a la unión de vasos en la circulación placentaria) o retraso del crecimiento intrauterino selectivo, entre otros. Por eso hacemos ecografías más frecuentes y un seguimiento más estrecho del embarazo.

En las gestaciones bicoriales sin complicaciones, la visita de revisión con el control ecográfico lo realizamos generalmente cada mes. En las monocoriales lo hacemos generalmente cada dos semanas.

La vía del parto tras el embarazo múltiple la determina la posición del primer gemelo, de manera que, si está en cefálica y no hay contraindicaciones para ello, la vía de parto es la vaginal.

Además, la finalización del embarazo se adelanta en partos gemelares para reducir complicaciones derivadas de la sobredistensión uterina o que puedan surgir en el parto; por ello, la mayoría de los protocolos contemplan lo siguiente:

Gestación bicorial biamniótica: se finaliza en torno a las semanas 37-38.

Gestación monocorial biamniótica: se finaliza en torno a las semanas 36-37.

Gestación monocorial monoamniótica: se finaliza en torno a las semanas 32-32+6.

Gestación triple: se finaliza en las semanas 34-35.

Las gestaciones gemelares tienen una posibilidad de cesárea un 30-40 % mayor que las gestaciones únicas. Además, los partos vaginales de gemelos son más complicados, y tras la salida del primer gemelo, el segundo puede nacer en cefálica (de cabeza), de nalgas o por cesárea, por eso está protocolizado que se realice en un quirófano, con ecógrafo y en presencia de dos ginecólogos, un anestesista, dos enfermeras, dos matronas, un pediatra y una auxiliar.

Si estás embarazada de gemelos, tengo algunos consejos para ti:

- Debes tomar un suplemento extra de ácido fólico, yodo y de hierro. En España se comercializa un suplemento polivitamínico especial para embarazos gemelares.

- Haz ejercicio suave que te mantenga activa, como natación o pilates.

- Puedes marearte más fácilmente por una bajada de tensión arterial, así que no estés mucho tiempo de pie.

- Es recomendable pedir la baja laboral desde fases tempranas del embarazo (es un embarazo de alto riesgo y debes cuidarte).

- La subida de peso es algo más laxa y se recomienda engordar entre 17 y 25 kilos; no te obsesiones con ello, pero come saludable.

- Estate atenta durante el tercer trimestre a que no muestres indicios de preeclampsia (subida de tensión arterial >140/90) o colestasis (picor nocturno en las manos).

- Debes saber que, por la mayor dificultad y por las patologías asociadas, las tasas de cesárea son mayores en gestaciones gemelares, ¡pero parir vaginalmente es posible!

- Debes pensar y sopesar el tipo de lactancia que deseas darles: materna, mixta o artificial; la mejor es la que tú decidas para ti y para ellos.

- Si estás embarazada de gemelos, tranquila: también en este caso la probabilidad más alta es que vaya todo bien; te acompañaremos en este maravilloso camino.

Rotura prematura de membranas

La rotura de bolsa o rotura prematura de membranas (RPM), que se produce antes de la semana 37, se denomina «rotura pretérmino», mientras que la rotura después de la semana 37 se denomina «rotura a término», y, por supuesto, cada situación cuenta con un protocolo médico concreto.

Así, la mayoría de los protocolos contemplan la inducción del parto en RPM si el embarazo ha superado la semana 34-35, porque, valorando el riesgo-beneficio, es menos peligrosa la prematuridad que la posibilidad de que la infección se complique en el neonato, con lo que es mejor inducir el parto si la bolsa se ha roto y estás de más de 34 o 35 semanas.

En las RPM a término, que ocurren en un 8 % de las embarazadas, la mayoría de las guías clínicas contemplan esperar veinticuatro horas antes de la inducción del parto, porque entre el 70 y el 90 % de las mujeres inician un trabajo de parto espontáneo a pesar de que la exploración del cuello del útero sea mala en un principio.

Sobre la administración de antibióticos profilácticos intravenosos no hay consenso en pacientes de bajo riesgo, pero la mayoría de los protocolos en España contemplan la antibioterapia profiláctica intravenosa en la gestante tras más de dieciocho horas de bolsa rota. Este tema es bastante complejo y con poca evidencia científica que permita saber qué es correcto, pero lo que sí está claro es que en las pacientes que han roto la bolsa sin iniciar el trabajo de parto deben evitarse tactos vaginales innecesarios durante el parto para reducir la posibilidad de infección.

Cada paciente es un mundo y cada embarazo, otro. Si tu embarazo se complica con algún problema, tranquila: en ginecología tenemos unos protocolos establecidos, que iremos comentando contigo en cada momento. Lo más importante es que acudas a tus revisiones y sigas nuestros consejos.

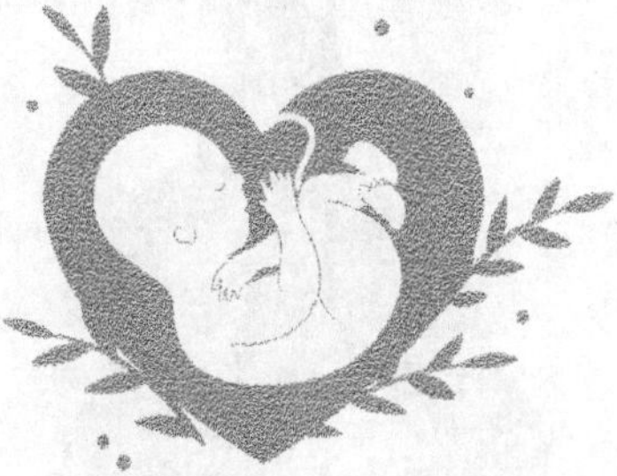

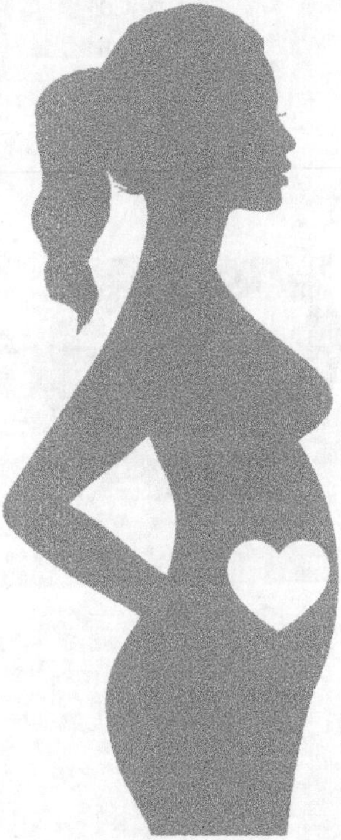

Capítulo 8

El parto

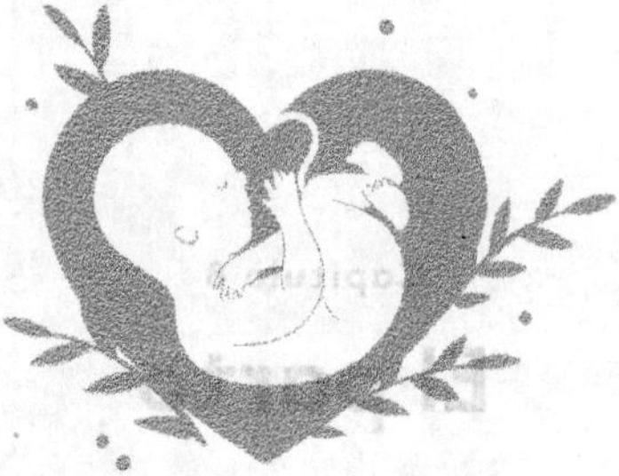

A menudo me comentáis vuestras preocupaciones de cara al parto, y son principalmente dos. La primera: «¿Sabré reconocer que me estoy poniendo de parto?», y la segunda: «Tengo mucho miedo al dolor o a que algo no salga bien». Como ginecóloga, llevo casi veinte años viendo partos, y te puedo decir que la gran mayoría de las mujeres saben reconocer el inicio del parto y tienen un parto sin complicaciones, y esto es lo que tienes que pensar fríamente en tu cabeza: la estadística es favorable. Una visión fuerte y positiva lo es todo para enfrentarse a un evento tan importante en tu vida.

Así que coge aire y respira. Tranquila, ¡lo más probable es que todo vaya bien!

Inicio del parto: ¿cuándo ir a urgencias?

El parto es un proceso fisiológico y, aunque el concepto es fácil de entender, desconocemos el momento exacto en el que se iniciará y las causas que lo ponen en marcha. En medicina, estar de parto significa: tener contracciones regulares y el cuello del útero blando, centrado, borrado y dilatado tres centímetros o más.

De este modo, saber si se está de parto es la eterna pregunta que os hacéis los padres y madres primerizas. Aquí te cuento tres señales básicas que debes reconocer:

Contracciones: la aparición de contracciones regulares (sentirás dureza en el abdomen, como un dolor de regla, y a veces se refleja en la espalda y se va haciendo más fuerte). Normalmente, para que estas contracciones indiquen parto, deben mantenerse en el tiempo (durante al menos dos horas) y ser regulares (dos o tres en diez minutos, aunque esto es variable y a veces no es tan estricto). Ante contracciones irregulares o si tienes dudas, siempre es aconsejado que consultes a urgencias.

Sangrado vaginal: al final del embarazo, el cuello del útero tiene una longitud de entre dos y tres centímetros, y las contracciones regulares acortan esta medida, en lo que llamamos «borramiento cervical». Como consecuencia del acortamiento del cuello uterino, se puede sangrar escasamente. El sangrado en el embarazo siempre será motivo de consulta a urgencias. El proceso de borrado suele ser el más complicado, doloroso y desesperante para vosotras (es lo que llamamos «pródromos de parto» o «fase latente») porque puede llegar a ser largo y es variable en cada mujer. En este momento es cuando debes tener paciencia y ser positiva.

Pérdida de líquido: a veces la bolsa se rompe antes de iniciarse el parto, lo que ocurre en un 8 % de las gestaciones a término. Lo que vas a sentir es que pierdes líquido caliente de forma repentina, debido a una rotura franca por la que se pierde líquido claramente, o por una fisura de la bolsa por la que el líquido se filtra y se pierde poco a poco. Ante la duda, siempre es mejor consultar a urgencias, donde comprobaremos, si es preciso, mediante la colocación de una tira reactiva en la vagina, si has perdido o no líquido amniótico. Se trata de una prueba rápida y fiable con un 92 % de capacidad de detección (el proceso es igual que el de los test de antígenos de la COVID-19 pero en este caso detecta unas proteínas específicas del líquido amniótico). Generalmente, el líquido que se pierde es transparente, y si la prueba del estreptococo es negativa, puedes acudir a valoración urgente en un plazo de seis a ocho horas. Si la prueba del estreptococo es positiva o si el líquido es amarillo o verdoso, debes acudir a urgencias inmediatamente.

Se sabe que el 70-90 % de las embarazadas que rompen la bolsa inician el trabajo de parto en las siguientes veinticuatro horas, aun teniendo una mala exploración del cuello del útero al ingreso. Por eso, si ingresas por este motivo (es decir, si rompes la bolsa antes de que se inicie el parto, lo que llamamos «rotura prematura de membranas a término»), la mayoría de los protocolos contemplan esperar un día, pasado el cual se inducirá el parto para reducir la posibilidad de infección del endometrio (endometritis) o del líquido amniótico (corioamnionitis) y que no haya problemas para el neonato. Esta inducción por rotura prematura de membranas no aumenta la mortalidad materna ni fetal, ni las tasas de cesáreas ni los partos instrumentales, así que, de nuevo, ¡tranquilas!

Además de esas dos dudas, también os preocupa la expulsión del tapón mucoso, que no indica necesariamente que se haya iniciado el parto y no es motivo de consulta, simplemente indica que estás teniendo algunas contracciones. El tapón mucoso se forma en el canal cervical y es moco que puede expulsarse mezclado o no con sangre unos días antes o durante el trabajo de parto.

Lo más probable es que tu parto comience con alguna de estas tres situaciones: contracciones regulares, sangrado vaginal o pérdida de líquido por la vagina. Sabrás reconocer los tres cambios, así que ¡tranquila!

El síndrome del nido

Es una conducta que aparece en las embarazadas en las últimas semanas, en las que dedican tiempo al orden y la limpieza de la casa, y a lavar y preparar la ropa del bebé.

Yo me acuerdo perfectamente de la tranquilidad y felicidad que me daba poner los bodis de mi hija en su sitio cuando estaba de treinta y ocho semanas, o preparar la bolsa del hospital una y otra vez. Si tú también lo sientes así, ¡adelante! Pero cuidado con pasarte de la raya, que algunas me comentáis que estáis de mudanza o incluso pintando... ¡Las últimas semanas son para descansar y bajar el ritmo!

También forma parte de este síndrome del nido la tranquilidad que nos da tenerlo todo listo, incluso comprar las famosas bragas posparto, que os recomiendo en mi cuenta de Instagram, pues me lo decís a diario. ¡Nunca comprar unas bragas fue tan terapéutico! Aprovecho este hueco, en el que hablo de mi cuenta de Instagram, para agradeceros a todas que estéis siempre ahí: ¡sin vosotras este libro no sería posible! Gracias por la fuerza e impulso que me dais a diario, sois las mejores.

La famosa bolsa del hospital

Algo que os inquieta mucho es qué llevar al hospital. Esto dependerá de cada centro, pero, por lo general, te aconsejo que uses el camisón y la ropa para el bebé del hospital, si te lo dan (pues se va a manchar seguro), y que en la bolsa lleves:

- Tu documentación del embarazo (cartilla maternal, informes, analíticas y ecografías).

- Tus productos de aseo personal, incluidas las famosas bragas posparto de algodón. Si llevas bragas desechables, es interesante que compruebes previamente que son de tu talla.

- Sujetador de lactancia.

- Toallitas para limpiar las primeras deposiciones del bebé, que serán oscuras y espesas.

- Discos o protector de lactancia y crema con vitamina E para posibles grietas del pezón.

- Zapatillas de andar por casa y chanclas para la ducha.

- Cacao para los labios, coletero, abanico y cojín de lactancia.

- Para el bebé: toallitas para limpieza, mantita o muselina.

- La ropa con que ambos salgáis del hospital. Y, como extra, te aconsejo que os hagáis una foto en la puerta como las famosas, pues llevarte a tu bebé del hospital es algo tan deseado y se disfruta tanto que así quedará inmortalizado para toda la vida. ¡Qué mejor forma de dejarlo plasmado que en una foto!

- Cargador del móvil, alguna revista o libro... Puede que haya horas muertas en las que no consigas dormir.

- El mayor hueco déjalo para tu fuerza: sé positiva y paciente y confía en ti y en los profesionales que te atienden.

Fases del parto

En este apartado me gustaría explicarte cada una de las fases del parto y contarte también qué puede ayudarte en cada momento:

Fase latente: pródromos

En esta primera fase es cuando más molestas sentirás, porque es la más larga y cuando se produce el acortamiento o borrado del cuello uterino, que se ablanda y comienza a dilatarse mediante las contracciones regulares, que son incómodas y algo dolorosas.

Esta fase tiene una duración variable y suele ser más larga en madres primerizas. Es difícil saber el tiempo exacto que durará, pero parece que la media es de dieciocho horas en primigestas (madres en su primer parto) y de doce horas en multíparas (madres que ya ha tenido uno o varios partos previos) sin intervenciones médicas.

En esta fase se desaconseja el ingreso hospitalario y es mejor que la embarazada esté en un ambiente conocido. Sin embargo, si con las medidas que te voy a contar no se consigue el control del dolor, sí es recomendable el ingreso para que el personal médico paute un tratamiento y te asesore.

Debes ser fuerte y entender que esta es la fase más importante para que el parto avance de manera fisiológica. Si sientes dolor, no pienses que algo va mal, lo que sucede es simplemente que esta fase es así. Pasará antes de que te des cuenta, ya lo verás.

La evidencia científica expone que algunas acciones cotidianas ayudan a amainar el dolor en esta fase, como sumergirse en agua caliente, escuchar tu música preferida, bajar las luces, reducir estímulos, dar masajes en la zona lumbar, aromaterapia o realizar técnicas de relajación. En este momento, la pareja o acompañante guarda un papel primordial de soporte y apoyo; el padre también debe conocer las fases del parto y saber cómo actuar para ayudar.

Además, no debemos olvidar que, como el útero es un músculo, es recomendable estar bien hidratada y alimentada para llegar a punto a la fase activa del parto.

Fase activa: dilatación

En esta fase muchas decís con desesperación: «Doctora, ¿ya estoy de parto?». Pues bien, estarás de parto cuando tengas contracciones regulares y el cuello uterino borrado y dilatado tres o cuatro centímetros. Y esta dilatación solo se consigue a base de continuar con las contracciones y gracias al apoyo de la cabeza del bebé sobre el cuello del útero, de modo que este se seguirá dilatando hasta los diez centímetros y la cabeza del bebé irá bajando. La duración de esta fase activa en primíparas va de ocho a dieciocho horas, y en multíparas, de cinco a doce.

Se recomienda no romper la bolsa ni administrar oxitocina de forma rutinaria en los partos que van progresando de manera natural, porque las pruebas

muestran que no mejoran los resultados perinatales y no está exento de riesgos.

La forma de saber cómo te encuentras en cada momento durante el parto es mediante la exploración digital: con nuestros dedos en tu canal cervical sabremos en qué fase estás. En embarazos de bajo riesgo que transcurren dentro de lo normal, la evidencia científica muestra que la frecuencia de los tactos vaginales, para reducir la infección fetal, debe ser cada cuatro horas. Las exploraciones vaginales antes de las cuatro horas se realizarán en las mujeres con un progreso lento del parto, ante la presencia de complicaciones o si la mujer manifiesta sensación de pujos (similar a las ganas de defecar), que indica que el parto se acerca.

Durante todas las fases del parto se debe favorecer el movimiento materno y que esta adopte las posturas más cómodas para ella o las que le indique la matrona. La tendencia actual en los embarazos de bajo riesgo es intervenir médicamente lo menos posible para que el parto sea lo más fisiológico posible.

Fase expulsiva

La segunda etapa del parto (o periodo expulsivo) es aquella que transcurre entre el momento en que se alcanza la dilatación completa (diez centímetros) y aquel en que se produce la expulsión fetal.

A su vez, esta fase se subdivide en otras dos: fase pasiva, en la que se ha alcanzado la dilatación completa pero la cabeza está alta y la mujer no tiene deseos de empujar, y fase activa, en la que se ve la cabeza y la madre siente la necesidad de empujar por la presión que ejerce la cabeza en vagina y recto.

La duración del total de la fase expulsiva suele ser de tres horas sin epidural en primíparas y de dos horas en multíparas, mientras que con epidural suele ser de cuatro horas en primíparas y de tres horas en multíparas.

Los pujos en esta etapa en espiración son más respetuosos para nuestro suelo pélvico y se recomienda el pujo espontáneo. En ausencia de sensación de pujo (como en los casos en que la gestante tiene la epidural), se recomienda no dirigirlo hasta que haya concluido la fase pasiva de la segunda etapa del parto.

Alumbramiento

A la salida de la placenta se la conoce como «alumbramiento». Es habitual y una recomendación de la OMS que se realice un alumbramiento «dirigido» o manejo activo, suministrando oxitocina con la salida del feto (concretamente, con la salida del primer hombro del bebé, hombro anterior), dado que se ha demostrado con estudios científicos que con esta medida se contrae el útero y se reduce el riesgo de hemorragia posparto y las complicaciones derivadas de ella sin aumentar la retención placentaria. La hemorragia posparto es una importante causa de mortalidad materna en algunas partes del mundo, que se reduce y previene con este alumbramiento dirigido o activo.

¿Qué es el plan de parto?

El plan de parto es un documento que los futuros padres pueden elaborar para expresar sus necesidades, deseos, preferencias y expectativas sobre el proceso de parto y el nacimiento. Además de ayudar a los padres a vivir cada momento de forma consciente, tenerlo todo organizado y gestionar sus expectativas también ayuda a los profesionales a entender esas expectativas. Algunas de las cosas que quedan reflejadas sería tan básicas como estas que expone el Ministerio de Sanidad en su documento de plan de parto y nacimiento:

- Debe haber acompañamiento por la pareja (o quien se decida) en todo momento, tanto en parto vaginal o instrumental como en cesárea.

- El personal que atienda a la embarazada dentro del turno debe ser el mismo.

- No es necesario el enema ni el rasurado de manera sistemática antes del parto.

- Durante la dilatación se puede beber agua o zumo.

- Comer o mantenerse en ayunas es un tema controvertido, pero en mujeres de bajo riesgo sin anestesia epidural la evidencia científica expone que se debe permitir comer.

- La embarazada debe elegir la postura y el lugar más apropiado para ella en el proceso de parto.

- Se debe facilitar la movilidad de la gestante.
- Deben quedar reflejadas las preferencias para el manejo del dolor, con uso de material de apoyo (pelotas, cuerdas, cojines), uso de bañera o ducha con agua caliente.
- Si el embarazo es de bajo riesgo sin epidural, la monitorización fetal podrá ser intermitente.
- Hay que realizar el mínimo número de tactos vaginales posibles.
- No deben administrarse medicamentos para acelerar el parto si no es imprescindible.
- La vía venosa no es imprescindible, pero, si la tiene, puede quedar sin gotero para permitir una mayor movilización de la gestante.
- El sondaje vesical no es estrictamente necesario.
- Solamente se debe proceder a la rotura artificial de la bolsa si el parto se estanca o es necesario.
- Los pujos deben hacerse cuando la madre así lo sienta en el expulsivo; con epidural, los profesionales indicarán cuándo es el mejor momento.
- No se realizará la episiotomía de manera rutinaria, a no ser que exista una necesidad clínica.

- Se llevará a cabo el pinzamiento tardío del cordón umbilical si el neonato no precisa de cuidados pediátricos urgentes.
- Se favorecerá el contacto piel con piel con la madre y el inicio precoz de la lactancia materna.
- Se apuntan las referencias sobre administración de medicamentos al recién nacido.
- No hay que bañar al recién nacido en las primeras horas de vida.
- La madre permanecerá ingresada con el recién nacido.
- Se anotan las preferencias respecto a la lactancia.

Hablar con los profesionales que te atienden sobre tus preferencias y expectativas enriquecerá el proceso y tiene valor tanto para ti como para nosotros, así que te animo a hacer tu plan de parto.

Parto vaginal

La forma de parir más habitual y fisiológica es la vía vaginal, y los beneficios de esta vía son claros en comparación con la cesárea. Algunos de los principales son:

- Mejor recuperación.

- Menos riesgos trombóticos e infecciosos.
- Menos riesgo de lesión de órganos vecinos.
- Menos complicaciones medicas en general (atonía, acretismo placentario, menos hemorragia postparto, etc.)
- Permite el contacto piel con piel, el pinzamiento tardío de cordón y la lactancia materna precoz.
- Favorece la colonización del recién nacido por enterobacterias y lactobacilus procedentes de la microbiota vaginal, anal y urinaria materna.

El Ministerio de Sanidad de España, en su *Guía clínica de atención al parto normal*, expone que se recomienda que los equipos de atención al parto hospitalario promuevan la atención de bajo riesgo, preferiblemente por matronas, siempre y cuando el embarazo mantenga parámetros de normalidad. Las matronas son enfermeras altamente especializadas en el embarazo, el parto y la salud de la mujer, de las cuales sigo aprendiendo en mi día a día y que serán tus compañeras en el parto.

En España contamos con la magnífica formación de las matronas y el verdadero cambio, bajo mi punto de vista, en la atención y mejoría en la asistencia a partos sería aumentar el número de matronas en los hospitales, además de la actualización de protocolos para la humanización del parto.

Casas de partos

El parto es un proceso fisiológico que se da en una mujer sana y que mejora si la situación no es de estrés. Por ello, el ambiente hospitalario, con todos los ruidos visuales y la alta medicalización, interfiere en este proceso, y se sabe que simplemente el no ver la luz durante el parto modifica su evolución, porque supone un estrés añadido para la madre, que altera su ritmo circadiano.

Como opción alternativa para evitar estos factores de estrés, existen las casas de parto, que son construcciones idealmente anexas y colindantes con el hospital, donde se crea un ambiente cálido y confortable para la madre, asistida por matronas, con bajo ruido visual y donde tienen lugar los partos de bajo riesgo no medicalizados. De esa manera, si surge cualquier complicación, estos partos pasan a cargo de ginecología de la forma más rápida posible. Bajo mi punto de vista, este es el futuro y el foco en el que poner la atención para la mejora en la asistencia a partos en España.

Parto en casa

Muchas mujeres eligen parir en un entorno conocido y no medicalizado, como su propia casa, y asistidas por una matrona de confianza. Para parir en casa es necesario cumplir una serie de requisitos, que, bajo mi punto de vista, deben ser estrictos para disminuir la posibilidad de complicaciones.

Las principales condiciones para que el parto suceda en casa, según mi criterio como ginecóloga, son:

- Que el embarazo sea de bajo riesgo[1] con unos criterios estrictos.

- Que la matrona que lo asiste sea experta en este tipo de asistencia.

- Que la matrona esté provista de medicación para las complicaciones más graves, como la hemorragia posparto o la intubación del recién nacido.

- Que la vivienda esté situada a menos de veinte minutos del centro hospitalario y, además, que las condiciones para el traslado rápido sean óptimas (por ejemplo, parir en un octavo piso con ascensor no sería factible).

---

[1] Como recordatorio, algunas condiciones que indican que el embarazo no es de bajo riesgo y no se debe parir en casa: que la madre tenga alguna patología médica (diabetes, hipertensión, epilepsia, etcétera), un IMC menor de 18 o mayor de 30, baja talla (<1,45), un embarazo no controlado o un estado de vacunación inadecuado; que se trate de una gestante con alto riesgo cardiovascular, menor de diecisiete años o mayor de cuarenta, con un periodo intergenésico corto, con esterilidad previa, con antecedente de patología placentaria, con complicaciones en el embarazo (por ejemplo, feto grande o pequeño, o preeclampsia), que la gestante tenga una cesárea o cicatriz uterina previa, antecedente de atonía uterina, de gestación múltiple, EGB positivo, anemia moderada-severa, rotura de membranas pretérmino, parto prematuro, malformación fetal confirmada o gestación de más de cuarenta y una semanas.

Parto instrumental

Cuando se presenta la necesidad de extraer el bebé por la vía más rápida encontramos dos opciones: la cesárea y la vía vaginal (si la cabeza está bajita en el canal de parto). En la vía vaginal, cuando por medios naturales no es suficiente, además del empuje de la madre y del saber de las matronas y demás personal médico, nos ayudaremos usando instrumental especial, que principalmente puede ser fórceps, ventosa, kiwi y espátulas de Tierry. Veamos en detalle cada una de estas herramientas clínicas:

El fórceps es un instrumento metálico con dos ramas articuladas que permite la rotación, tracción y flexión de la cabeza fetal. Es una especie de tenaza que contendrá la cabeza del bebé hasta el cuello y que hará que salga tirando con más facilidad.

La ventosa es una cazoleta de unos cinco o seis centímetros de diámetro metálica o de silicona, que se coloca en la cabeza, realiza el vacío y consigue así la extracción fetal. Generalmente está indicada para acortar el periodo expulsivo cuando los pujos maternos no son eficaces o ante el riesgo de pérdida de bienestar fetal.

El kiwi es una ventosa más moderna, pequeña, desechable y portátil que permite una actuación más rápida cuando la cabeza está muy baja.

Las espátulas de Tierry son dos cucharas metálicas que sirven para ampliar el canal de parto y realizar una ligera tracción, pero no permiten la rotación del feto.

El parto instrumental es un arma valiosa que tenemos en ginecología con muy buenos resultados cuando la situación lo requiere. Confiad en nosotros.

Parto por cesárea

El parto por cesárea es el nacimiento del bebé por vía abdominal. Es una intervención mayor, no exenta de complicaciones, con mayor riesgo trombótico, infeccioso, anestésico y hemorrágico para la madre, mayor mortalidad materna, mayor riesgo de lesión de otros órganos, más probabilidad de depresión posparto y mayor probabilidad de depresión respiratoria en el bebé. Aun así, hoy en día las cesáreas están muy controladas y son seguras a pesar de la dificultad de la intervención, pero siempre deben realizarse bajo una indicación médica determinada.

La tasa de cesáreas en España está en torno al 26 %, y en algunos centros privados, en torno al 47 %, lo cual dista mucho de lo que recomienda la OMS, que es que estén en torno a un 10-15 %.

Sobre la base de los datos disponibles con métodos internacionalmente aceptados y mediante las técnicas analíticas más adecuadas, la OMS concluye lo siguiente en su declaración sobre la tasa de cesáreas:

- Las cesáreas son eficaces para salvar la vida de las madres y los neonatos solamente cuando son necesarias por motivos médicos.

- A nivel de población, las tasas de cesárea superiores al 10 % no están asociadas con una reducción en las tasas de mortalidad materna y neonatal.

- Las cesáreas pueden provocar complicaciones y discapacidades significativas, a veces permanentes, o incluso la muerte, especialmente en los lugares que carecen de instalaciones o de capacidad para realizar cirugías de forma segura y para tratar las complicaciones quirúrgicas. Idealmente, las cesáreas deben realizarse solo cuando son necesarias por razones médicas.

- Debe hacerse todo lo posible por realizar cesáreas a todas las mujeres que lo necesiten en lugar de intentar alcanzar una tasa determinada.

- No están claros los efectos que tienen las tasas de cesárea sobre otros resultados como la mortinatalidad, la morbilidad materna y perinatal, los resultados pediátricos y el bienestar psicológico o social. Se necesitan investigaciones adicionales para comprender los efectos sanitarios de las cesáreas sobre algunos resultados inmediatos y futuros.

Un indicador asistencial de calidad de un centro hospitalario es que tenga una tasa de cesáreas próxima a la que indica la OMS. La tendencia actual es a trabajar con protocolos en paritorio actualizados y a reducir las tasas de cesáreas, de partos instrumentales y de episiotomías, con los mismos resultados perinatales.

Hay varios tipos de cesáreas, que podemos ordenar de menor a mayor según su urgencia:

Cesárea electiva o programada: son las indicadas fuera del inicio del parto por patología materna o fetal que contraindique o desaconseje un parto por vía vaginal por varias causas: placenta previa, peso por encima de 4,5 kilos en diabéticas y por encima de 5 kilos en no diabéticas, patología infecciosa materna que contraindique un parto vaginal (por ejemplo, VIH o herpes vaginal activo), por antecedente de miomectomía con entrada en cavidad, por presentación de nalgas, por cesárea iterativa (más de dos), por embarazo gemelar con el primer gemelo en podálica, por embarazo triple o de más. Este tipo de cesárea no debe realizarse antes de la semana 39.

Cesárea en curso de parto o de recurso: se realiza durante el curso del parto, por indicación materna, necesidad del feto o mixta. Se incluyen: desproporción pélvico-fetal, fallo de la inducción, anomalías de dilatación o de descenso y no progresión de parto o parto estacionado, o que la madre tuviese una cesárea programada y se ponga de parto antes. No existe un riesgo inminente para la madre ni el feto.

Cesárea urgente: se realiza antes del parto o en el curso del parto, y se debe a una patología en la madre o en el feto que puede comprometer el bienestar fetal, de manera que hay que finalizar el embarazo por la vía más rápida. El estándar internacional marca que el tiempo entre el diagnóstico y el inicio de la cesárea no debe superar los treinta minutos. Un ejemplo serían los casos en que hay sospecha de acidosis fetal por un monitor fetal patológico.

Cesárea emergente: de extrema urgencia porque corren peligro vital la madre o el feto. Por ejemplo: prolapso de cordón umbilical, desprendimiento prematuro de placenta normoinserta (cuando se desprende la placenta bruscamente de su lugar), rotura uterina, placenta previa con hemorragia que comprometa el estado hemodinámico de la paciente o la embolia del líquido amniótico. La extracción fetal se tendrá que realizar en menos de quince minutos.

Que la madre solicite una cesárea electiva tras estar bien informada sobre el parto vaginal y la cesárea es algo controvertido que contemplan pocos centros públicos en España.

Según los estudios científicos sobre el tema, la probabilidad de éxito de un parto vaginal después de una cesárea ronda el 75 %; el riesgo de que la cicatriz se abra en el trabajo de parto, lo que se conoce como «rotura uterina», es menor al 0,2 %. Por ello, dada la alta tasa de éxito de la vía de parto vaginal en mujeres con una cesárea anterior, se debe ofrecer este como primera opción siempre que no haya condiciones que lo contraindiquen, así como informar a la mujer para que la elección se base en la evidencia científica, haciendo hincapié en los riesgos y beneficios tanto de la vía vaginal como de la repetición de la cesárea.

Toda mujer debe optar a un parto vaginal tras una cesárea anterior si no hay condiciones que lo contraindiquen.

Eso sí, debemos tener en cuenta las contraindicaciones relativas al parto vaginal tras una cesárea, individualizando cada caso para estudiarlo y valorarlo. Estas contraindicaciones son:

- Dos cesáreas anteriores.
- Un periodo intergenésico corto (<18 meses entre un parto y otro).

Por otro lado, las **contraindicaciones absolutas para el parto vaginal tras cesárea** son:

- Antecedente de rotura uterina.
- Antecedente de cicatriz no segmentaria (corporal o ampliación en T).
- Cirugía uterina previa con entrada en cavidad (miomectomía).
- Tres o más cesáreas.
- Toda aquella situación que contraindique un parto vaginal.

Cesárea humanizada y humanización del parto

La humanización de las cesáreas en nuestro país es una necesidad imperiosa por la que matronas, pediatras y ginecólogas estamos luchando. Los cambios necesarios para lograrlo son sutiles y no requieren grandes recursos, sino predisposición por parte del personal que los realiza.

Bajo mi punto de vista, los cambios básicos para humanizar la cesárea son:

- Que la madre esté acompañada por la persona que ella decida.

- Dejarle las manos libres (o al menos una) para que pueda coger al bebé.

- Que se realice el pinzamiento tardío del cordón siempre y cuando el bebé no precise de asistencia pediátrica urgente.

- Que realice el contacto piel con piel con el bebé durante la cesárea.

- Que la madre haga la recuperación con el bebé para favorecer el vínculo y el inicio precoz de la lactancia materna, que sabemos que es más efectivo en las primeras dos horas.

Reducir el tiempo de separación de madre e hijo y favorecer la participación del padre conlleva humanizar el nacimiento y favorece una experiencia más satisfactoria por parte de las familias, además de que aporta beneficios fisiológicos.

Otra de vuestras dudas recurrentes en la consulta es dónde os recomiendo el parto y si es mejor la sanidad pública o la privada. Más allá de compartir o no habitación, me interesan otras cosas como la humanización del parto. Para que esta humanización sea real, según mi criterio será necesario:

- Que el hospital actúe según protocolos basados en la evidencia científica en la asistencia al parto.

- Que el trato sea respetuoso y se tengan en cuenta los deseos de la gestante en cuanto al parto o su plan de parto si lo aporta.

- Que tenga una tasa ajustada de cesáreas, próximas a la que indica la OMS (10-15 %).

- Que las inducciones del parto que se realizan estén justificadas médicamente.

- Que tenga una baja tasa de partos instrumentales y episiotomías.

- Que sea poco intervencionista en el parto, respetando que se trata de un proceso fisiológico, de ahí que la asistencia deba basarse en protocolos.

- Que disponga de otras opciones analgésicas, como el óxido nitroso, para que la gestante decida libremente entre nada, óxido o epidural.

- Que la gestante esté acompañada en todo el proceso, tanto si se trata de un parto vaginal como de una cesárea.

- Que se realice el pinzamiento tardío del cordón.

- Que tras la cesárea se realicen el piel con piel y la recuperación anestésica con la madre.

- Que se promueva el inicio precoz de la lactancia materna.

- Que se sepa desde qué edad gestacional atienden a recién nacidos en ese centro (algunos centros no atienden por debajo de las veintiocho semanas, otros por debajo de las treinta y cuatro semanas, etcétera).

En otros países no tan lejanos, como Reino Unido, muchos de estos datos se publican en la web del hospital, de manera que todo el mundo pueda acceder a ellos. En España esto no es así. Por lo general se tiende a facilitar la información y existen varias webs que dan apoyo sobre este tema, aunque hoy en día tendrás que informarte tú de todo lo que desees y decidir el lugar que te dé más confianza para ser madre de la forma más humanizada posible.

Esto que te comento es entendido por muchos compañeros de mi sector como una crítica hacia su trabajo, y se sienten agredidos por el movimiento que surge de esta demanda, pero más que verlo como una crítica, pienso que hay que tomarlo como una oportunidad para dar lo mejor de nosotros en nuestra atención, ya que son pequeños cambios que hacen la diferencia.

Si queremos evolucionar y avanzar en la atención al parto en España, el motor más importante sois vosotras y que demandéis todas esas cuestiones que os comento. Porque todos los implicados en el proceso del parto tenemos que ir a una para conseguir una mayor humanización en la asistencia, que, aunque lentamente, yo siento que sí se está consiguiendo.

Bajo mi punto de vista, con predisposición del personal, lo que no supone mucho consumo de recursos y auditorías, y con protocolos basados en la evidencia científica se puede dar una mejor atención a las familias en la asistencia al parto en España.

Manejo del dolor

A menudo, el dolor es el mayor miedo al que os enfrentáis las embarazadas que estáis a punto de dar a luz. La realidad es que el parto duele, pero saber cómo aliviar ese dolor en la medida de lo posible os va a ayudar a tener la situación controlada.

Muchas chicas no desean usar la anestesia epidural y es interesante que conozcas otras opciones si esta es tu elección, además de que te prepares previamente para ello.

Algunos métodos no farmacológicos para aliviar el dolor durante el parto son: sumergirse en agua caliente, aplicar calor local, usar la estimulación nerviosa transcutánea (TENS), poner música relajante, hacer técnicas de relajación, optar por el hipnoparto, los masajes, la acupuntura, un ambiente tranquilo, seguro y de luces cálidas.

Si optas por un método farmacológico para paliar el dolor durante el parto, estos serán los principales:

Óxido nitroso: es un gas inhalado que neutraliza las transmisiones nerviosas cerebrales del dolor; no tiene contraindicaciones para el bebé, y los principales efectos secundarios en la embarazada son náuseas y sequedad de la boca. Su uso en España se ha extendido en los últimos años, y aunque con la pandemia se limitó su usó, se está retomando en muchas maternidades.

Anestesia epidural: mediante este procedimiento se coloca un catéter que infunde medicación anestésica en el espacio epidural de la región lumbar de la espalda, con lo que se consigue un bloqueo reversible de las raíces nerviosas, evitando el dolor de las contracciones. Suele usarse a partir de la fase activa de parto; una vez que se instaura la anestesia, el parto deja de ser de bajo riesgo y precisa monitorización fetal continua. Se relaciona con un aumento de partos instrumentales, hipotensión materna, pérdida de la necesidad de pujos, necesidad de sondaje vesical, picor de piel, movilidad reducida y parto más prolongado.

***Walking* epidural:** es una epidural a dosis más baja, que permite el alivio del dolor con la preservación de la fuerza motora, lo que redunda en una mayor movilidad de la madre y favorece así una verticalización que favorece la evolución del parto.

Anestesia raquídea o dural: en esta se coloca la anestesia algo más profunda en el espacio dural, consiguiéndose muy buen efecto analgésico para un tiempo determinado; es la que se usa para, por ejemplo, las cesáreas programadas o urgentes sin anestesia previa, o cuando la madre llega muy avanzada y va a parir en poco tiempo.

Episiotomía

Además, debemos tener en cuenta que, durante el parto vaginal, en ocasiones es preciso realizar una episiotomía, es decir, el corte que se realiza en el periné para facilitar la salida del bebé.

No debe practicarse una episiotomía de rutina en el parto espontáneo, sino solo si existe una necesidad clínica, como en un parto instrumental o si existe sospecha de compromiso fetal. Y debe ser, de preferencia, mediolateral derecha. Antes de llevar a cabo una episiotomía deberá realizarse una analgesia eficaz (se puede poner anestésico local) para evitar el dolor de este corte, excepto en una emergencia debida a un compromiso fetal agudo. No te preocupes por eso; cada vez se hacen menos episiotomías y, con la analgesia adecuada, ni la sientes.

Pinzamiento del cordón

Durante el parto también se realizará el pinzamiento tardío del cordón. Cuando nace un bebé, este sigue unido a su madre por el cordón umbilical, que forma parte de la placenta. Normalmente, el bebé se separa de la placenta pinzando y cortando el cordón umbilical. El pinzamiento y corte precoz es aquel que se realiza en los primeros sesenta segundos tras el parto, y el tardío, entre uno y tres minutos después o cuando han cesado las pulsaciones en el cordón umbilical. Retrasando el pinzamiento del cordón se consigue mantener el flujo de sangre entre la placenta y el recién nacido, lo que puede mejorar el aporte de hierro al bebé hasta los primeros seis meses de vida.

La OMS recomienda el pinzamiento tardío del cordón en todos los nacimientos (vaginales, instrumentales y cesáreas), al mismo tiempo que se inician los cuidados básicos del recién nacido. No se recomienda el corte precoz, a no ser que el recién nacido sufra hipoxia y deba ser trasladado para su reanimación.

Además, en recién nacidos prematuros está demostrado que el pinzamiento tardío disminuye la enterocolitis necrotizante, la hemorragia intraventricular cerebral y la sepsis neonatal, y se considera una forma más de soporte y apoyo neonatal, beneficioso en gestaciones a término y pretérmino, que debe realizarse siempre que se pueda.

Parto de nalgas

Parece que alrededor de un 3 % de los bebés está de nalgas (presentación podálica) a término.

Mi consejo es que no te preocupes por la presentación de tu bebé hasta la semana 36, pues si está de culete ya te indicaremos los pasos necesarios según cada caso; generalmente, la versión cefálica externa y, si no es exitosa, se programa una cesárea para alrededor de la semana 40.

Lo que ha ocurrido con relación a la presentación pelviana es que en el año 2000 surgió un estudio, el Term Breech Trial, con bastante repercusión internacional, en cuyas conclusiones se expone que el parto de nalgas tiene peores resultados perinatales. Por este motivo, en estos veinte años se han venido atendiendo este tipo de partos por cesárea programada. Esto ha derivado en algo básico, y es que, dado que no se suelen atender los partos de nalgas vía vaginal, se ha dado una pérdida de habilidades de los profesionales para atenderlos.

Tras este estudio, que parece que estaba sesgado, han salido muchos otros que lo rebaten y exponen que se puede atender el parto de nalgas con una buena elección de la paciente y siguiendo una serie de requisitos. En mi opinión, en el futuro habrá que revisar seriamente la evidencia científica y enfocar la formación y actualización de los profesionales en la asistencia en este tipo de partos.

Parto en el agua

Parir en el agua es una buena opción para pacientes que desean un parto de baja intervención sin anestesia epidural, y ya son muchos hospitales y casas de partos en los que se dispone de la bañera. En este tipo de partos, el proceso de dilatación suele hacerse en ella y el expulsivo del bebé fuera, generalmente por miedo a complicaciones debido a la falta de formación del personal en este tipo de partos.

Se trata de una modalidad de parto que todavía hay que explorar, ya que es algo «novedoso» en España. Pero, por lo general, las mujeres que paren en el agua viven una experiencia muy satisfactoria de su parto. Así que, atendiendo a estas experiencias y bajo mi punto de vista, los profesionales debemos poner el foco en lo que demandan las pacientes y formarnos en la asistencia en este tipo de partos en el agua, si es lo que desean.

La inducción del parto

La inducción del parto, si este no sucede por causas naturales, debe cumplir una serie de requisitos básicos:

- Debe tener una causa médica justificada, ya que estamos interviniendo en el curso fisiológico y poniendo un tratamiento farmacológico no exento de riesgos.
- No debe realizarse antes de la semana 37, a no ser que sea por una patología médica grave, porque antes de ese momento se considera al bebé prematuro.

- Debe informarse a la gestante en todo momento de una forma clara y sencilla, para que se tome la decisión en conjunto, sobre el motivo de la inducción, que no es igual que el inicio espontáneo de un parto vaginal, pero sí un intento, y de las alternativas para el manejo del dolor. Y, si la paciente no desea la inducción, se debe respetar y dar alternativas.

La inducción, comparada con un inicio espontáneo de parto, puede presentar con más frecuencia un mayor número de contracciones, o estas pueden ser más fuertes, con o sin alteraciones de la frecuencia cardíaca fetal, aspiración de meconio, rotura uterina, intoxicación hídrica y prolapso de cordón postamniorrexis. A pesar de que resulta controvertido, existe actualmente el consenso de que no hay evidencia de que aumente la tasa de cesáreas.

Una de las opciones para inducir el parto es la maniobra de Hamilton, mediante la cual, con nuestro dedo, separamos las membranas del cuello del útero. Este es un método mecánico de inducción que debe realizarse después de que la paciente sea informada y bajo su consentimiento. Si te lo van a hacer debes saber que es algo molesto para la gestante y puede haber un pequeño sangrado vaginal posterior sin importancia. En qué semana realizar la maniobra de Hamilton o cuántas veces realizarla no está protocolizado aún.

A partir de semana 40 solemos recomendar la maniobra de Hamilton para reducir la posibilidad de que se precise una inducción por embarazo prolongado.

La principal causa de inducción del parto es que el embarazo se prolongue. En estos casos, la mayoría de las guías contemplan la inducción entre la semana 41 y la 42 para unos mejores resultados perinatales, pero no hay día exacto para ello y dependerá de la exploración cervical y los deseos de la embarazada.

Hay que diferenciar dos momentos: en el primero se suele realizar una maduración cervical (hacer que el cuello del útero sea más favorable para el proceso), y en un segundo, la inducción del parto (inducir contracciones regulares para conseguir un parto vaginal), en la que se pueden usar dos tipos de medios:

Mecánicos: como la maniobra de Hamilton, la colocación del balón de Cook o la colocación de la sonda de Foley en el canal cervical, que va haciendo una presión continua y despega las membranas, lo que ayuda a que aparezcan las contracciones y comience a reblandecerse el cuello del útero.

Farmacológicos: hay diversos tratamientos para provocar contracciones regulares, como las prostaglandinas vaginales u orales o la oxitocina intravenosa.

La mayoría de los protocolos contemplan comenzar con una maduración cervical mediante el uso de un método mecánico y uno farmacológico durante veinticuatro horas, tiempo durante el cual se hace una monitorización fetal intermitente cada cierto tiempo, y el segundo día, si no se ha iniciado el parto, llevar a cabo la inducción del parto con oxitocina intravenosa con monitorización fetal continua.

Lo principal para la inducción es tener paciencia, pues puede tardar hasta dos días, y es que hay que intentar que el proceso sea lo más parecido al proceso fisiológico del parto, sin prisas, pero sin pausas.

En paritorio con oxitocina intravenosa: cuando tras más de diez o doce horas de contracciones regulares no se consigue que la gestante esté de parto (cuello borrado y tres o cuatro centímetros de dilatación), se establece que se ha producido un fallo de inducción y, por este motivo, se realiza una cesárea.

En el caso de las inducciones por cesárea anterior hay que tener más cuidado con la medicación y se acortan los tiempos de la inducción.

Si te han indicado una inducción del parto, ten paciencia y confía en los profesionales que te atienden. Mantener una visión positiva forma gran parte de este proceso: cree en ti y en nosotros.

Expectativas versus realidad

No quiero acabar este capítulo tan importante sin decirte que no visualices tu parto de ninguna manera, ni tampoco la maternidad, porque esto puede llevar a que te frustres antes de tiempo. No idealices ni el parto ni la maternidad, ten los pies en el suelo, confía en ti y trata de adaptarte a los mil cambios que puedan surgir.

Para el parto y para la vida, cuanto antes sepamos aceptar las distintas situaciones que se nos presentan, mejor va a ser vuestra vivencia y más rápido vamos a poner las medidas para que la nueva opción sea también una magnífica experiencia.

Es básico elegir un lugar para parir con protocolos actualizados y humanizados, y cada vez hay más herramientas en internet para tener esta información que, bajo mi punto de vista, tendría que ser pública para que cada gestante acuda libremente donde ella decida.

Es verdad que el parto es la única cita a ciegas en la que vas a conocer al amor de tu vida. Todo cambia en un segundo, así que disfrútalo mucho porque este es el comienzo de tu nueva vida, mamá.

Por último, cuando creas que no puedes más en tu parto, recuerda lo que te digo: ¡eres capaz de todo y lo vas a hacer genial! ¡Vamos, todas hemos podido y tú también, claro que puedes, porque estamos contigo! Eres más fuerte de lo que crees, así que, tranquila, ¡todo va a salir bien!

Algunos consejos para tu parto

1. Infórmate de todo lo que te preocupe. Tu pareja o acompañante también debe estar informada de cómo es el proceso y cómo puede ayudarte en ciertos momentos.

2. El parto suele iniciarse con contracciones regulares, pérdida de líquido o sangrado escaso.

3. Está indicado que la fase más difícil, la de pródromos de parto, la hagas en casa, en un ambiente conocido y con el apoyo de la persona que tú decidas, agua caliente y técnicas de relajación.

4. Si no vas a querer anestesia epidural, prepárate antes para ello.

5. Haz tu plan de parto, te dará seguridad e informarás mejor a los profesionales que te asisten de tus preferencias.

6. Infórmate de cómo es la asistencia a partos en tus hospitales de referencia cercanos.

7. No te quedes con dudas y pregunta todo lo que te inquiete a la matrona o ginecóloga que te asiste.

8. Si hay que inducirte el parto, ten paciencia, ya que puede durar varios días; confía en ti y en nosotros.

9. Si te van a realizar una cesárea programada, pide que se realice humanizada y, si es urgente, tranquila, es una intervención segura y lo primero es que tu bebé esté bien.

10. Si este libro te ha dado esa tranquilidad que necesitas, mételo en la bolsa del hospital junto a las famosas bragas; tenerme ahí cerquita será tu talismán.

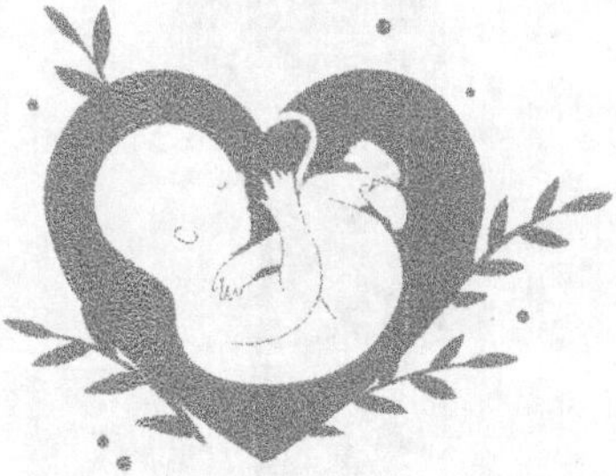

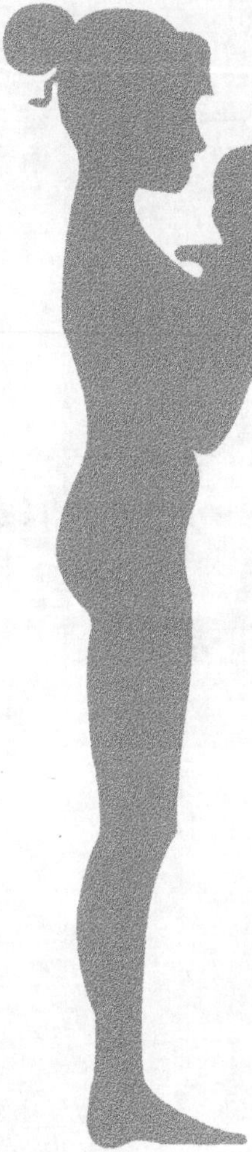

Capítulo 9

Normalicemos el puerperio

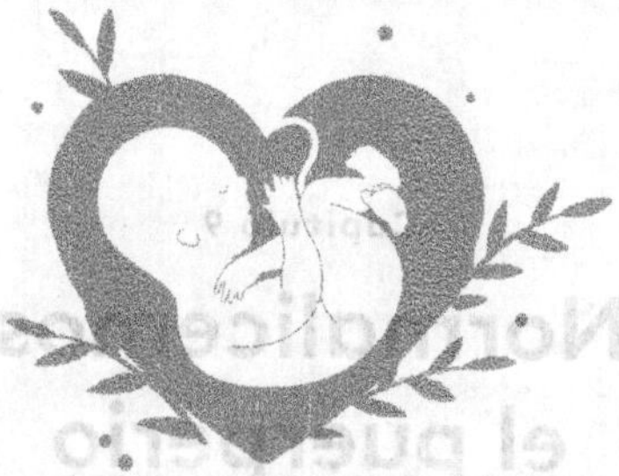

Te has preparado con todas tus ganas para el embarazo, el parto y los primeros días de tu bebé, pero ¿a que nadie te ha dicho cómo cuidarte durante tus primeros días tras ser madre ni cómo te sentirás en estos días? Seguro que tienes muchas preguntas: ¿cómo gestionar todo lo que vas a sentir? ¿Qué ocurrirá con la pareja? ¿Cómo gestionar a los familiares que quieren conocer al bebé? Lo primero: guarda la calma, vayamos paso por paso.

Se habla mucho de los cuidados en el embarazo y después al recién nacido, pero poco se habla de los cuidados a la madre. Así que aquí estoy yo para poner un poco de orden en tus prioridades. Por supuesto que ahora lo prioritario es el nuevo componente de la familia, no lo dudo, pero déjame decirte que debes cuidarte y respetarte más que nunca, pues eres más frágil que nunca.

Cuídate y que te cuiden: descansa todo lo que puedas

Tras el parto, que ha supuesto un gasto físico brutal, puede que lleves fácilmente dos días sin dormir, con lo que quizá te duela la cabeza, tengas molestias en el periné, te pique la barriga, tengas los pies y las manos hinchadas, te duelan las mamas..., y a esto se le une todo el cambio cardiovascular-hormonal, además de que se baja la hemoglobina de forma rápida, con lo que puedes sentirte más cansada y marearte con más facilidad. Y es que, encima, tendrás que hacerte cargo del cuidado de lo más importante que te ha pasado en tu vida. Sí, sé que son mucho cansancio y muchas responsabilidades, y que te sentirás agobiada, pero no quiero que pierdas de vista que lo importante es descansar.

Esto de que lo principal es descansar puede parecerte egoísta, pero lo cierto es que, para poder dar lo mejor de ti en esta carrera de fondo que es la crianza, debes descansar al máximo los primeros días, intentando dormir cuando duerme tu bebé y delegando funciones si tienes la opción de hacerlo. Tú solo debes descansar, y, si decides dar lactancia materna, hacerlo. Para todo lo demás: pide ayuda.

Es primordial que respetes tu cuerpo los primeros días: descansa, cuida a tu bebé y pide ayuda para todo lo demás.

Lo básico que debes saber del puerperio

El puerperio es el periodo tras el parto, en el que ocurren varios cambios físicos y emocionales, y tiene una duración aproximada de entre cinco y seis semanas, alrededor de cuarenta días, por eso a este periodo también se lo conoce como la «cuarentena». Podemos dividir el puerperio en tres etapas:

Puerperio inmediato: las primeras veinticuatro horas después del parto. En ese periodo hay que vigilar sobre todo el riesgo de hemorragia posparto.

Puerperio clínico: tiempo en que se está ingresada en el hospital o maternidad. Si no hay incidencias y el parto es vaginal, el alta se da tras treinta y seis a cuarenta y ocho horas; si fue por cesárea, tras tres o cuatro días.

Puerperio tardío: periodo desde la salida del hospital hasta pasadas esas primeras seis semanas tras el parto.

En este apartado quiero centrarme en el puerperio tardío, pues es el momento en el que puedes sentirte más sola, ya que estás de vuelta en casa con el bebé y no cuentas con apoyo médico a tu disposición inmediata.

Lo primero es que mantengas la calma: si te han dado el alta y te han dejado volver a casa tras el parto es porque todo está en orden, y las complicaciones no son habituales.

Lo segundo es que sepas que sufrirás ciertos cambios físicos y que tendrás que cuidarte, descansar y hacerte algunas curas y seguimientos.

Te cuento lo principal a lo que debes atender durante el puerperio tardío, cuando estés de vuelta en tu hogar.

Loquios y entuertos

Los loquios son la secreción postparto que se origina en el útero. Estos van cambiando de color con el paso de los días (rojo, rosa, amarillo), y el sangrado en el posparto es variable. Pueden pasar varias cosas: que ceda y se reanude, que vaya cada vez a menos, etcétera, pero lo que no puede ocurrir es que de pronto sea más abundante que una regla y no ceda; esto sería un motivo de consulta a urgencias. También tienes que saber que tiene un olor característico, no muy agradable, y del que no tienes que preocuparte.

Los entuertos son los dolores en el bajo vientre asociados a las contracciones del útero para que este vuelva a su tamaño normal previo al embarazo, y se acentúan mientras se está lactando debido a que en este momento se libera una hormona que se encarga de las contracciones uterinas (oxitocina), y por eso puedes estar más molesta. No tienen importancia a no ser que se vuelvan poco soportables; en ese caso sí que debes tomar algún analgésico.

Cuidados de la herida (episiotomía o cicatriz de la cesárea)

Lo principal para el cuidado, tanto de la episiotomía como de la cicatriz de la cesárea, es que la zona se quede seca: cuidado con el sudor en exceso, quítate capas de ropa para evitarlo. Por este motivo se recomienda también cambiar las compresas frecuentemente y que sean de algodón especiales para posparto, y que la ropa interior también sea de algodón, más transpirable.

Es importante que durante los diez a catorce primeros días te muevas lo mínimo posible para favorecer la cicatrización de la herida. No es momento de atender la casa ni a visitas, ni de realizar largas caminatas ni de subir o bajar muchas escaleras. Atiéndete a ti y a tu bebé.

Para el lavado diario de la episiotomía: mejor con jabón con un pH neutro. Además, hay geles especiales para episiotomía que favorecen la cicatrización. La herida de la cesárea también puede lavarse con jabón, curarse con clorhexidina y dejarse al aire.

Los puntos de la episiotomía se caen solos y los de la cesárea se quitan a los siete-diez días.

Para estos primeros días se aconseja ducharse mejor que bañarse, no usar tampones ni copa menstrual y no hacer ejercicio intenso. Otra pregunta recurrente y para la que tampoco hay una respuesta exacta es la de si podemos bañarnos en el mar o en la piscina. Lo que puedo decirte es que el sangrado mayor cede mucho tras las dos primeras semanas, así que un baño corto en la playa o la piscina pasadas estas primeras semanas es seguro, dejando la zona de la cicatriz seca posteriormente. Aun así, la mayoría de las guías aconsejan el baño en la playa o la piscina tras la cuarentena.

El mejor cuidado para la herida es mantenernos en reposo y que quede seca. Tú cuida a tu bebé y que los demás te cuiden a ti.

El flujo

Durante el parto, el líquido amniótico, la sangre y los loquios disminuyen la acidez de la vagina, favoreciendo el crecimiento de organismos que pueden infectar los órganos pélvicos. El endometrio (capa interna del útero), el cuello uterino y la vagina sufren durante el parto pequeñas laceraciones que permiten que los microorganismos penetren en los tejidos.

Además, tras el parto quedan expuestos al exterior el útero y el cuello uterino a través de la vagina, lo que aumenta el riesgo de infección vaginal. En consecuencia, en el posparto existe un riesgo elevado de infecciones vaginales. Por ello, se deben seguir tomando las medidas básicas de prevención de infecciones: braguitas de algodón, no usar salvaslip a diario, no dejarse la ropa sudada mucho tiempo, no usar pantalón muy ajustado, secarse el pis de delante hacia atrás, tomar una dieta adecuada, descanso, reducción del estrés.

El cordón del bebé

El único cuidado que hay que tener con el cordón umbilical del recién nacido es dejarlo al aire; para ello, deberás hacer un doblez en el pañal. No hay que curarlo con nada, a no ser que huela mal o supure, en cuyo caso habría que poner clorhexidina dos veces al día, y, si no funciona y el cordón huele mal, supura o está enrojecido, acudir a urgencias.

El cordón suele caerse entre cinco y quince días después del nacimiento.

Anticoncepción

Este tema es importante debido a la gran carga que supone un hijo y a la importancia de espaciar los embarazos para disminuir la posibilidad de complicaciones. Se sabe que el periodo intergenésico corto, de menos de veinticuatro meses entre un parto y otro, está relacionado con complicaciones en el embarazo posterior, como parto prematuro, diabetes gestacional, desprendimiento prematuro de placenta, muerte neonatal y restricción del crecimiento intrauterino en el siguiente embarazo.

Algunos posibles métodos anticonceptivos durante el puerperio son:

Lactancia: es el método anticonceptivo más utilizado en el mundo, y en países poco desarrollados es el único posible. El aumento de prolactina, debido a la succión, lleva a la supresión de la ovulación, siendo más efectivo este método con una lactancia efectiva frecuente y cuando no ha vuelto la menstruación. Aun así, es posible la ovulación sin menstruación, por lo que no se puede recomendar como método anticonceptivo único.

Método barrera: por ejemplo, el preservativo, muy recomendado por su facilidad de uso y su inocuidad hacia el recién nacido, que es el método más usado en el puerperio. Es altamente eficaz para prevenir embarazo y enfermedades de transmisión sexual.

Coito interrumpido: la efectividad es baja, y además altera la dinámica sexual. Es una alternativa si puntualmente no se ha planificado otro método.

Métodos químicos: como espermicidas en forma de geles, espumas, cremas y óvulos, que se asocian a métodos barrera para aumentar la efectividad de estos.

Métodos hormonales: la administración de gestágeno resulta segura para el lactante y es eficaz. Puede ser mediante píldora oral, implante subdérmico (en el brazo), dispositivo intrauterino o inyección intramuscular trimestral.

Además, en mujeres que no dan lactancia se pueden usar opciones hormonales combinadas (con estrógenos y gestágenos) según las preferencias. Podemos optar otros métodos anticonceptivos reversibles de larga duración (LARC), como el DIU, o por métodos irreversibles, como la ligadura tubárica o la vasectomía. Veámoslos:

DIU: es recomendado tras el puerperio, en el que el útero regresa a su tamaño y además hay menos probabilidad de infección uterina. En mujeres con una situación social desfavorable o en países subdesarrollados se puede poner justo tras la salida de la placenta, sabiendo que esto tiene más riesgo de expulsión y perforación del DIU, pero para algunas mujeres puede ser la única oportunidad. Dependiendo del tipo (de cobre u hormonal) tienen una duración de 3, 5 u 8 años.

Ligadura tubárica: en la cesárea o por laparoscopia tras el puerperio. Lo que se está realizando actualmente es la extirpación de las trompas, que se conoce como «salpinguectomía bilateral», para reducir la posibilidad de malignidad de ovario en el futuro.

La vasectomía: ligadura y sección de los conductos que llevan el esperma. Ambas son intervenciones sencillas de realizar, y la probabilidad de complicaciones es muy baja. Tras la cesárea, no requiere de recuperación especial; si se hace más adelante por laparoscopia, la recuperación será total tras unas cuatro semanas, que es el tiempo de baja laboral que recomendamos.

¿Cuándo acudir a urgencias?

Tras el parto, aunque son poco frecuentes, pueden ocurrir complicaciones; por ello debes saber que es necesario acudir a urgencias siempre si sufres:

Fiebre: temperatura de más de 38°, que puede ser por mastitis, endometritis, pielonefritis, etcétera. En cualquier caso, debes acudir para que busquemos el foco y lo tratemos.

Sangrado mayor que una regla que no cede: será necesario comprobar que el útero está vacío y que los puntos que se han dado estén cerrados correctamente.

Dolor o enrojecimiento en las mamas: debemos descartar mastitis.

Dolor al hacer pis (disuria) o acudir varias veces al baño haciendo poco pis (tenesmo): debemos descartar infección de orina.

Cicatriz de la cesárea o la episiotomía que duela en exceso, que esté enrojecida, que supure pus, que huela mal o que se haya abierto: es motivo para acudir al centro médico.

¿Por qué me siento así?

Tras el parto hay un importante cambio físico al que tardaremos un tiempo en adaptarnos y del que nos hablarán en el hospital, pero también debemos atender a un cambio anímico brusco: puede que te invada una profunda tristeza a la cual no encuentras explicación, lo que se conoce como *maternity blues*. Si este es tu caso, no estás sola; de hecho, la mayoría de las recién mamás (hasta un 80 %) se sienten tristes o más nerviosas en las dos primeras semanas tras el parto. Esto es debido a los cambios hormonales, al cansancio, a la falta de sueño y a todo lo que conlleva esta nueva situación. Este periodo no suele durar más de dos o tres semanas, en las que la madre puede presentar cambios bruscos de humor, irritabilidad, pérdida de apetito, ansiedad, etcétera.

Si nadie te ha explicado esto, puede sorprenderte y es posible que creas que algo no va bien o que no eres buena madre. Yo te lo explico para que no te coja de sorpresa, y también quiero decirte que, por lo general, con apoyo, reposo y cuidados, estos días durísimos y angustiosos se superan.

Es normal que las primeras dos o tres semanas tras el parto te encuentres triste, irritable y ansiosa; nos pasa a la mayoría de las recién mamás. No te angusties, intenta descansar y déjate cuidar. Si dura más de un mes, pide ayuda psicológica.

Otra entidad diferente es la depresión posparto, con una incidencia de un 15 % de las madres, y en la que esos mismos síntomas se hacen tan intensos y prolongados que a las madres les resulta muy difícil cuidar de su hijo y de ellas mismas, pierden la ilusión por la vida y, en los casos más graves, pueden llegar a tener ideas agresivas o suicidas. Es evidente que esta depresión requiere atención médica, de modo que, si una madre tiene síntomas durante más de un mes o son muy intensos, debe solicitar ayuda médica.

¿Cuándo puedo volver a hacer deporte?

La forma correcta de proceder es valorar a todas las mujeres tras los partos, ya sean por cesárea o parto vaginal, en una unidad de suelo pélvico, y realizar terapias para su recuperación antes de iniciar cualquier ejercicio físico que pueda empeorarlo al estar debilitado. Por desgracia, en España todavía no contamos con la infraestructura necesaria para que esto pueda darse en todos los casos.

Durante la cuarentena se pueden dar paseos a ritmo suave, que le vienen bien a la madre y al bebé, y, si lo deseas, puedes realizar algunos ejercicios de fuerza de extremidades de manera progresiva.

Tras estas seis semanas, puedes comenzar con los deportes sin impacto, como natación o pilates, de manera progresiva, hasta que, tras el fortalecimiento de tu suelo pélvico, puedas hacer todo tipo de deportes; el tiempo es variable según cada persona.

Antes de empezar a hacer deporte, deben valorar el estado de tu suelo pélvico.

Los familiares y la pareja

Los familiares van a tener un papel crucial en el apoyo a la nueva familia durante los primeros días, pero no en el cuidado del recién nacido, sino en el soporte que puede requerirse con las tareas básicas del cuidado del hogar y las necesidades de la madre.

Desde aquí quiero dar gracias a todos los familiares y amigos, en especial por esos *tuppers* y esas ollas de puchero que nos traen a las recién mamás y que nos dan la vida. Gracias por cuidarnos.

En ocasiones, la familia también es una fuente de conflicto tras la llegada del recién nacido, y mucho más en tiempos de pandemia. Es importante que la pareja hable de estos temas de forma clara antes de que el bebé llegue a casa, que decida cómo se procederá con las visitas y que transmita a los familiares los deseos que tienen tras el nacimiento. La salud del recién nacido es frágil los dos primeros meses hasta que no se le ponen sus vacunas, y las visitas que se recomiendan en estos primeros días deben ser al aire libre y con un número reducido de personas; tampoco es aconsejable que el bebé pase de unos brazos a otros para evitar más virus o bacterias.

Cuidar la salud del recién nacido es responsabilidad de todos. Los familiares ya tendrán tiempo de estar más cerca del bebé cuando crezca y tenga sus vacunas.

Por supuesto, la pareja sufre un cambio brusco tras la llegada del nuevo componente y necesita adaptarse. El cansancio hace mella y estaréis más irritables, así que debéis respetaros, comunicaros y cuidaros más que nunca.

La eterna pregunta en las consultas es cuándo se pueden retomar las relaciones sexuales, y para esto no hay un tiempo exacto. Lo básico es que la madre debe estar preparada para ello y la zona bien cicatrizada. La correcta cicatrización de las heridas, en general, es de tres semanas, y el sangrado cederá tras unas seis semanas. Pero es la mujer la que decide cuándo quiere retomar su vida sexual. Los primeros días del puerperio tardío tienen un ritmo de locos, sentís un cansancio extremo y me comentáis que lo último a lo que prestáis atención es a las relaciones sexuales. Es normal, no os presionéis, pero tras el torbellino de los primeros meses es básico que la relación de pareja vuelva a acomodarse a la normalidad previa, teniendo en cuenta que la tirantez con las relaciones (por la cicatrización y la sequedad, si estás con lactancia) puede estar presente los primeros meses, pero mejorará con varias terapias de suelo pélvico. Acude a que te valore el médico rehabilitador o el fisioterapeuta.

Muchas mujeres, sobre todo las que dan lactancia materna, experimentan una bajada brusca de la libido. Esto tiene una parte hormonal, pero, además, tiene un importante componente psicológico-conductual. Las tareas se multiplican, y el descanso es el bien más preciado, con lo que el sexo se puede interpretar como un gasto físico innecesario que se posterga.

Muchas me preguntáis cuándo vuelve el deseo sexual, y solo puedo deciros que no es algo que vuelva de un día para otro, sino se va recuperando y que hay que currárselo en la relación de pareja tras el parto y con el bebé en casa, pero, como todo lo demás, también se va recuperando. En mi opinión (muchas opinaréis lo contrario; normal, somos diferentes), es básico pasar tiempo en pareja sin el bebé de por medio y hacer planes solos tras la llegada de los hijos, además de repartir las tareas de manera equitativa. Os tocará cuidar del bebé a la par que cuidar de la pareja.

¿Volveré a ser yo?: la vuelta al trabajo y a la rutina

Tras el huracán de los primeros meses tenemos mil cosas entre manos y puede que sientas que tú hacías otras cosas aparte de cuidar al bebé y que, además, necesitas volver a hacerlas. ¡No te sientas mala madre por ello, es lo normal!

Somos muchas cosas aparte de madres, y, aunque puede que no vuelvas a ser la misma de antes, serás otra más fuerte. Tiempo al tiempo, todo vuelve a la normalidad.

La mayoría de las madres se sienten angustiadas por la vuelta al trabajo y, aunque el tema de las bajas maternal y paternal en España ha sufrido cambios importantes en los últimos años, aún nos queda mucho para equiparar este tiempo tan valioso para las madres a otros países cercanos.

Por ejemplo, la OMS recomienda la alimentación exclusiva con lactancia materna los primeros seis meses, pero las condiciones laborales hacen que las mujeres se vean sometidas al estrés psicológico y emocional de, si desean continuar con la lactancia materna, extraerse la leche para su bebé los días previos, ya que dar lactancia in situ siempre es muy complicado. Por ello, se suele dejar al bebé con otro cuidador y preparar previamente los biberones de leche materna. Además, en muchos casos, esta reincorporación al trabajo supone el cambio a la lactancia artificial para una mayor tranquilidad de la madre y del cuidador. Esto, por supuesto, no debería pasar, y, bajo mi punto de vista, el tiempo de la baja maternal debería aumentar en España, porque debemos dedicárselo a nuestros bebés y a nadie más. Las empresas pretenden que trabajes como si no tuvieses descendencia y la sociedad pretende que cuides a tu descendencia como si no trabajases. Esta sensación formará parte de tu día a día, y cada una decidirá cómo sobrellevarlo mejor.

Si sientes que no llegas a todo, valora si puedes cambiar algo. La carga que tenemos las mujeres es invisible y se valora poco, y eres tú la que debe pensar cómo quieres gestionar el tiempo con tus hijos, con tu trabajo, con tu pareja y con tu ocio.

Pasarás por múltiples fases durante la crianza, pero mi consejo es que no te hables mal como madre, que no te exijas en exceso y que intentes hacerlo lo mejor que puedas sin juzgarte y sin olvidarte de ti. Te van a criticar por ser liberal, por ser demasiado estricta, por tener la casa sucia o demasiado limpia, porque sales o porque no sales, por darles verduras o por darles carne; te van a criticar sí o sí. Así que haz lo que te parezca oportuno, mima a tus hijos ¡y sigue adelante!

Lo básico en el puerperio

1. La cicatriz debe quedar seca y es primordial para la cicatrización las dos primeras semanas.

2. Descansa y déjate cuidar.

3. Puedes estar más triste los primeros días; si dura más de tres o cuatro semanas, pide ayuda psicológica.

4. Habla con tu pareja sobre cómo vais a planear las visitas (que deben ser escasas y mejor al aire libre) hasta los dos meses, momento en que el bebé tendrá sus vacunas puestas.

5. No hay un tiempo exacto para retomar las relaciones sexuales, pero es básica la abstinencia durante tres semanas para que el cérvix se cierre, el útero reduzca su tamaño y cicatricen la episiotomía, desgarros o pequeñas laceraciones, que aumentan la posibilidad de infección.

6. Antes de volver a hacer deporte deben valorar y tratar tu suelo pélvico.

7. Te tocará cuidar del bebé, pero también de la pareja.

8. Hagas lo que hagas, te criticarán; haz lo que te parezca lo mejor para tu bebé y sigue adelante.

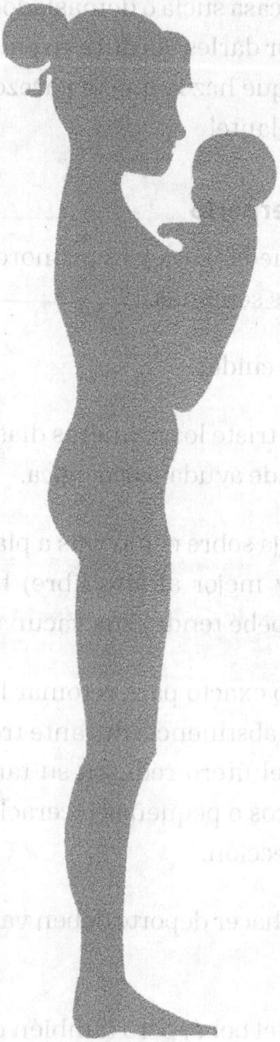

Capítulo 10

Apuntes sobre lactancia materna

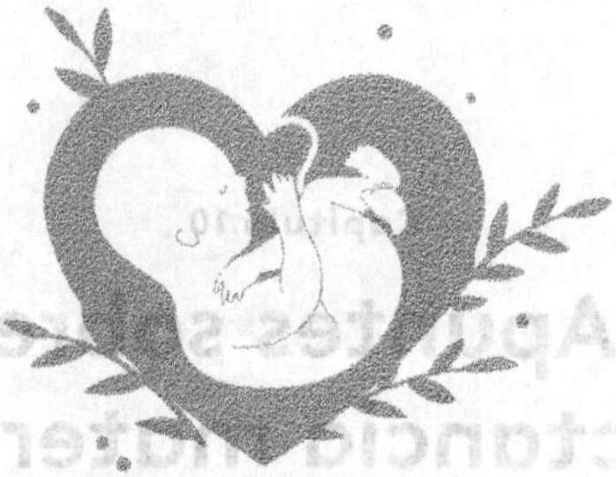

Ni que decir tiene de que eres una mujer libre, autónoma e informada y que puedes decidir libremente la forma de alimentar a tu bebé, ¡faltaría más! Hoy en día, la leche de fórmula está muy evolucionada y es muy completa, pero déjame que te cuente en este capítulo por qué los médicos aconsejamos la lactancia materna y cuáles son sus beneficios para ti y para tu bebé, de modo que puedas sopesar ambas opciones de la forma más objetiva posible. Debes saber que, como en todo lo bueno, el comienzo no va a ser fácil, requiere sacrificio, disciplina, constancia, apoyo y un asesoramiento adecuado.

La OMS aconseja la lactancia materna, y las principales sociedades científicas la avalan y creen que es óptima para la alimentación del bebé los seis primeros meses, ya que es el mejor alimento que una madre puede ofrecerle para proporcionarle una nutrición sana, con digestiones fáciles y con beneficios conocidos, como los siguientes:

- Previene la hemorragia y anemia posparto, ya que la succión de la mama facilita la contracción uterina.
- Protege frente a numerosas enfermedades, como diarrea, otitis, neumonía y asma, y así también disminuye el gasto de recursos médicos por estas patologías.
- Previene en los bebés el sobrepeso infantil, las alergias, la hipertensión, la diabetes, la enfermedad inflamatoria intestinal e incluso algunos tipos de cáncer, como la leucemia.
- Previene la muerte súbita del lactante.

- Mejora el desarrollo orofacial del lactante.
- Las puntuaciones que obtienen estos niños y niñas en los test de inteligencia son más altas, ya que la leche materna, debido a su composición, modela el desarrollo neurológico del bebé.
- Reduce el riesgo de cáncer de ovario y de mama.
- Reduce la incidencia de hipertensión, problemas cardiovasculares, alzhéimer, artritis reumatoide, esclerosis múltiple, endometriosis, etcétera, en las madres.
- Es buena para el medioambiente (no se generan residuos contaminantes).
- Es más barata y está disponible en cualquier momento.
- Promueve el vínculo afectivo que se establece entre la madre y su bebé, y previene la depresión posparto.

Los primeros mil días

Cuando hablamos de los primeros mil días, debemos pensarlos con una fórmula sencilla: 270 (embarazo) + 365 (primer año) + 365 (segundo año). Se sabe que este es un periodo crucial en la salud del bebé, a contar desde el inicio del embarazo hasta los dos primeros años, y que influirá en su salud para toda la vida. En estos mil primeros días se realiza una programación temprana en sus órganos y sistemas respecto a enfermedades no transmisibles, como enfermedades cardiovasculares, alergias, cáncer, diabetes, enfermedades pulmonares crónicas, etcétera. A esto lo llamamos «programación temprana», entendida como el proceso por el cual una exposición en etapas tempranas del desarrollo a una serie de factores externos produce modificaciones permanentes en el individuo que pueden influir sobre su salud en etapas posteriores de la vida. Y esta programación temprana comienza ya en el embarazo, cuando encontramos factores influyentes: aumento de peso (sobre todo en el primer trimestre), nutrición de la madre, exposición del feto a tóxicos como el tabaco, estrés o edad gestacional a la que nace. Y también hay factores influyentes después del nacimiento: el peso al nacer (subnutrición o sobrenutrición), el tipo de lactancia elegida (lactancia materna exclusiva, parcial o artificial), el modo de iniciar la alimentación complementaria y la alimentación hasta los dos años de vida, la regulación del sueño, el entorno familiar, cómo son los vínculos de apego, las exposiciones ambientales (como el humo del tabaco).

Además, la microbiota del tracto gastrointestinal, un conjunto de bacterias que se nutren de lo que comemos y que nos benefician, desempeña una labor fundamental en la función y el desarrollo del sistema inmune. Las interacciones con nuestra microbiota intestinal se consideran factores potenciales en la programación temprana de las funciones intestinales, con una evidencia creciente de que las alteraciones de la colonización bacteriana en el neonato se asocian con un mayor riesgo de enfermedad, incluidas las enfermedades alérgicas.

De manera que la evidencia científica acumulada muestras de que los primeros mil días de nuestro bebé son cruciales para alcanzar el mejor desarrollo y salud a largo plazo, y constituyen un periodo estratégico en términos de prevención y salud pública.

Tu alimentación durante el embarazo y después la del bebé los dos primeros años será crucial para el resto de su vida.

Lactancia y parto

Hoy en día trata de implementarse en la mayoría de los hospitales españoles la humanización del parto, que, como ya te he explicado, consiste en disminuir la medicalización del parto, realizar varios cambios en la asistencia en la cesárea y modificar varias prácticas y técnicas obsoletas y sin evidencia científica que se vienen haciendo por sistema.

Todo esto hace que la experiencia de vuestros partos sea progresivamente más satisfactoria, y también influye en que la lactancia materna sea exitosa, pues, cuantas menos molestias tengas en el puerperio, mejor vas a poder amamantar a tu bebé.

La humanización de la asistencia a los partos y bajar la medicalización es clave también, entre otras cosas, para conseguir una lactancia materna exitosa.

Cuando el bebé nace, durante la primera hora está más receptivo a los estímulos y, por ello, para un mayor éxito de la lactancia materna se recomienda que en esta primera hora se inicie la primera toma.

Está demostrado científicamente que la separación de madre e hijo tras el parto influye negativamente en la lactancia materna, siendo menos exitosa y menos duradera.

Los nacimientos por cesárea no dificultan fisiológicamente la lactancia, sino que es la separación que se realiza en muchos hospitales de madre e hijo tras la cesárea, unida a la mayor dificultad por el dolor de la mamá durante los primeros días, lo que reduce el éxito de la lactancia materna tras la cesárea. De ahí la imperiosa necesidad de ajustar en España la tasa de cesáreas a la media que recomienda la OMS, del 10-15 %, y, además, de humanizarlas.

El calostro

El calostro es la primera leche, y debes saber que la producirás durante el embarazo, a partir de la semana 12-16. Al final del embarazo es común que en algunas mujeres salga espontáneamente y moje el sujetador de la embarazada; no te asustes si esto te pasa.

A los bebés, los dos o tres primeros días tras nacer les basta con el calostro porque es muy concentrado. El calostro es de color amarillento y está compuesto por múltiples nutrientes, entre ellos inmunoglobulinas, que hacen que sea una sustancia única para fortalecer el sistema inmunitario del recién nacido.

Los primeros tres días son fundamentales para establecer la lactancia materna, y con el calostro será suficiente para alimentar al recién nacido,

ya que estarás dándole un chute de inmunoglobulinas que fortalecerán su sistema inmune.

Además, aunque no seas madre, habrás escuchado decir la famosa frase: «Ya le ha subido la leche». Esto sucede entre las cuarenta y ocho y las setenta y dos horas después del nacimiento del bebé; ahí se produce la primera subida de la leche, debido a que después de la salida de la placenta se comienza a segregar oxitocina y prolactina, que continúa siendo estimulada por la succión del recién nacido.

Transcurridas esas horas desde el parto, notarás las mamas tensas, duras y calientes. No te preocupes, es totalmente normal y se corresponde con la primera subida de la leche. Después notarás esta sensación cuando el bebé mama, llora o incluso cuando piensas en él. ¡La naturaleza es sabia!

A demanda

Una forma de lactancia es la llamada «lactancia a demanda», lo que significa ofrecer el pecho siempre que el bebé lo pida, sin contar el número de tomas y durante todo el tiempo que pida en cada toma. En este tipo de lactancia no es conveniente retirar al bebé del pecho, sino que es preferible que suelte el pecho espontáneamente.

¿Y cómo sabemos que nuestro bebé quiere mamar? Los bebés quieren mamar cuando hacen movimientos de chupeteo con los labios y la lengua, cuando bostezan, se llevan la mano a la boca o hacen sonidos de llamada. No es necesario esperar a que lloren para darles el pecho en este tipo de lactancia.

Además, los bebés acostumbrados a la lactancia materna necesitan agarrarse al pecho no solo para comer, sino también para tranquilizarse. Por otro lado, cada vez que el bebé succiona del pecho, las hormonas de la lactancia se ponen en funcionamiento, incluso aunque el niño no esté sacando leche. Para evitar interferencias, no se recomienda el empleo de chupetes ni tetinas hasta que la lactancia esté bien instaurada (al menos las primeras cuatro a seis semanas). Además, las tetinas pueden favorecer un mal agarre y la aparición de grietas, y tampoco se recomienda el uso de pezoneras de manera sistemática (solo en casos especiales, y prescritas por un profesional experto en lactancia, pueden resultar útiles). Para el bebé puede ser más fácil encontrar el pezón recubierto por la pezonera, pero le será más difícil extraer la leche, sobre todo la del final de la toma, momento en el que la leche contiene más grasa.

Quiero que seas consciente, como yo lo soy, de que leer esto que te cuento es una cosa y vivirlo es otra. Sé que será duro adaptarse al comienzo, pues no hay horarios ni rutinas, y, sobre todo, la falta de sueño a lo largo de los días puede ser desesperante. A esta falta de sueño va unida la falta de independencia, que puede llevarse regular los primeros días. Tranquila, tendrás tu tiempo de ocio más adelante; ahora lo primero es tu bebé.

Es recomendable que la lactancia materna sea a demanda, fuera de horarios estrictos.

El comienzo de la lactancia materna es especialmente duro: hay que estimular el pecho para tener calostro y que se produzca la subida de la leche, lo que esto significa, en algunos casos, como lo que me ocurrió a mí (mi primera hija pesó cuatro kilos, con lo que te puedes imaginar sus ansias de mamar), tener al bebé literalmente de una teta a otra durante tres o cuatro días. Puede que nadie te lo hubiera contado, pero ahora ya lo sabes y no te va a pillar de nuevas. Quizá tu bebé demande menos o más, pero prepárate mentalmente para lo que venga y sé fuerte.

Cuando pasen los días, te irás adaptando, y cuando llegue la subida de la leche te darás cuenta de que eres capaz de hacer de todo mientras das de mamar: comer, hacer la compra, ir al banco, tender la ropa, hacer tus necesidades..., ¡con el bebé enganchado a la teta, y es que la lactancia materna es así!

Tendrás que hacer de todo con el bebé en la teta, así que ten a mano una buena mochila de porteo cerca y ¡adelante! Eres capaz de eso y de más.

Pasada la famosa subida de la leche, tras tres o cuatro días, te irás adaptando a la rutina con el nuevo integrante de la familia, y al nuevo estado de que un pequeño dependa de ti todo el rato. Yo lo viví con sentimientos muy encontrados, supongo que como todas. Por un lado, me agobiaba la falta de independencia y tener que salir a la calle con millones de cosas para el bebé, pero, por otro, estaba alimentando a lo que más quería en este mundo y tenía la fuerte convicción de que era lo mejor para mi bebé, con lo que, a la vez, fue muy satisfactorio.

Actuar de acuerdo con tus convicciones y alimentar a tu bebé con tu leche, sabiendo los beneficios que aporta, es muy satisfactorio.

Agarre y posturas para amamantar

Estos son signos que nos indicarán que existe un buen agarre: el mentón y la nariz del bebé cerca del pecho de la madre, la boca bien abierta abarcando gran parte de la areola, los labios hacia fuera (evertidos), se observa más areola por encima de la boca del bebé que por debajo (agarre asimétrico), las mejillas no se hunden y se ven redondas y llenas.

Si el bebé se coge bien al pecho, la lactancia no duele, así que si te sigue doliendo tras varios días intentándolo, consúltalo con tu médico. Al principio la lactancia es superficial y rápida y, tras un minuto, el bebé cambia a succiones lentas y profundas con pausas. Para un buen agarre es importante que la madre esté informada, que se produzca el inicio temprano de la lactancia materna tras el parto, que no se usen chupetes ni biberones y el apoyo de los profesionales durante el ingreso hospitalario.

La lactancia materna no es un proceso totalmente instintivo en el ser humano, sino que precisa de un aprendizaje social. Ver a otras madres amamantar correctamente a sus hijos facilita que el bebé mame en la posición adecuada.

Para que encuentres tu posición perfecta y no tengas dolor, ayuda ir alternando diversas posiciones hasta facilitar el correcto drenaje de todos los conductos del pecho. Esta posición perfecta también previene la aparición de obstrucciones y mastitis. Te comento las posiciones más comunes para amamantar:

Posición acostada

La madre se sitúa acostada de lado, con el bebé también de lado, con su cuerpo enfrentado y pegado al cuerpo de la madre. Cuando el bebé abra la boca, la madre puede acercarlo al pecho empujándolo por la espalda, con suavidad, para facilitar el agarre. Es una posición muy cómoda para las tomas nocturnas y los primeros días de lactancia, sobre todo tras una cesárea.

Posición sentada

Se coloca al bebé con el tronco enfrentado y pegado a la madre. La madre lo sujeta con la mano en su espalda, apoyando la cabeza en el antebrazo, pero no muy cerca del codo, para que el cuello no se flexione, lo que dificultaría el agarre. Con la otra mano dirige el pecho hacia la boca del bebé y, en el momento en que este la abre, lo acerca con suavidad al pecho.

Posición crianza biológica

La madre se coloca recostada (entre 15 y 65°) boca arriba y con el bebé boca abajo sobre su pecho, en contacto piel con piel con el cuerpo de la madre. Esta postura permite al bebé desarrollar los reflejos de gateo y búsqueda. La madre le ayudará a llegar al pecho, ofreciendo límites con sus brazos. Esta posición es especialmente adecuada durante los primeros días y cuando existe algún problema de agarre (dolor, grietas, rechazo del pecho...).

Posición de caballito

El bebé se sitúa sentado sobre una de las piernas de la madre, con el abdomen pegado y apoyado sobre el materno. Esta postura es útil en casos de grietas, reflujo gastroesofágico importante, labio leporino o fisura palatina, bebés prematuros o con mandíbula pequeña (retromicrognatia) o problemas de hipotonía. En estos casos puede ser necesario sujetar el pecho por debajo, a la vez que se sujeta la barbilla del bebé.

Posición de balón de *rugby*

Se sitúa al bebé por debajo de la axila de la madre con las piernas hacia atrás y la cabeza a nivel del pecho, con el pezón a la altura de la nariz. Es importante dar sujeción al cuello y a los hombros del bebé, pero no a la cabeza, que necesita estar con el cuello un poco estirado para atrás (deflexionado) para facilitar el agarre. Es una posición adecuada para amamantar a gemelos y a prematuros.

Recomendaciones para una lactancia exitosa

Es importante que sepas reconocer que el bebé se está alimentando bien. ¿Cómo puedes saberlo? Estas son algunas señales:

- Va cogiendo peso en las revisiones.
- Se queda tranquilo tras las tomas.
- Moja cinco o seis pañales al día.

Además, voy a darte cinco recomendaciones que, bajo mi punto de vista, son básicas para tener una lactancia materna exitosa:

Infórmate: conocer cómo es el proceso hará que te sientas más segura y empoderada. Informarse durante el embarazo es básico para que la lactancia materna sea exitosa.

Confía en ti y en tu capacidad: el éxito de la mayoría de las cosas en la vida tiene, como base, la confianza en uno mismo. Por eso, confía en que vas a ser capaz.

Primera hora: intenta poner al bebé en tu pecho tras la primera hora de su nacimiento, cuando estará más receptivo, y evita ponerle chupete o darle biberón hasta que la lactancia esté bien establecida.

A demanda: la lactancia materna debe ser a demanda. Esto no va a ser fácil porque vas a perder tu independencia, con lo que vas a sacrificar parte de tu tiempo, pero en realidad no es un sacrificio, sino una inversión en la salud de tu hijo.

Grupo de apoyo: tener a asesoras a las que recurrir y comentarles tus dudas hará que estés más tranquila e informada, al igual que compartir tu experiencia con otras madres que dan lactancia.

Cuando algo falla

Como ya te he ido anticipando a lo largo de este capítulo, la lactancia materna no es fácil, sobre todo al principio. Si estás teniendo complicaciones, no te preocupes, es normal. Quiero ayudarte, así que te contaré qué puedes hacer cuando algo falla:

Subida de la leche

La subida de la leche puede ser muy molesta para algunas mujeres: el pecho se pone duro, ingurgitado y caliente (los vasos sanguíneos se dilatan), por eso puede resultar útil aplicar frío local, evitando el pezón y la areola para no cerrar los conductos. Puedes hacerlo, por ejemplo, con una hoja de col fría.

Si la areola o el pezón están muy duros, se puede presionar el pezón hacia dentro unos minutos para realizar un drenaje linfático y que se ponga más blando, y así favorecer que el bebé lacte mejor. Eso sí, debes extraer leche lo mínimo si estás molesta, porque eso puede sobreestimular el pecho y empeorar las cosas.

Perlas de leche

Son esos puntitos blancos sobreelevados que aparecen en el pezón y que pueden tener un origen traumático o infeccioso subagudo. Molestan y escuecen, pero duran entre cinco y siete días. En algunas ocasiones, si se prolongan las molestias, es preciso instaurar antibioterapia oral. Por ello, si el dolor no remite, consulta con tu ginecóloga, tu pediatra o tu matrona-asesora de lactancia.

Grietas y dolor

La lactancia no debe doler, y si causa dolor es necesario revisar tres cosas: el agarre, la movilidad de la lengua del bebé (anquiloglosia o frenillo lingual corto) y la infección subyacente.

También es recomendable que la mamá se lave una única vez al día. Algunas mujeres sienten la necesidad de lavarse en cada toma, pero si lavamos en exceso la zona quitaremos la capa protectora y dejaremos la mama desprovista y propensa a infecciones.

Obstrucción, mastitis y absceso

Podemos definirlas como tres fases de un mismo proceso:

Obstrucción: encontramos un bulto duro, rojo y doloroso en la mama, y puede haber febrícula asociada, pero la disbiosis bacteriana (el sobrecrecimiento bacteriano) es leve y puede tratarse con un vaciado frecuente de la mama, frío local y probióticos.

Mastitis: en este caso el malestar general es mayor, hay cansancio generalizado, fiebre (>38 °C) y falta de apetito. Es preciso instaurar antibióticos, antiinflamatorios y probióticos. La bacteria más frecuente relacionada con la mastitis es el *Staphilococous aureus*, presente en la piel y que penetra a través del pezón. Aun así, se debe seguir dando lactancia materna frecuente, no es perjudicial para el bebé y se puede aplicar frío local. Eso sí, es importante tomar el antibiótico el tiempo completo que te hayan pautado aunque haya mejoría rápida los primeros días porque, de lo contrario, puede haber recaídas o formarse un absceso.

Es importante que, ante una mastitis, exista un buen apoyo familiar para que la madre descanse y se recupere. Ella solo debe dar lactancia, hacer reposo y tomar el tratamiento prescrito.

Absceso: cuando la infección se ha detectado tarde o el tratamiento no es el adecuado, se encapsula y puede formarse pus y acumularse en la mama. El cuadro clínico general de la madre puede ser menos llamativo, pero el dolor es mayor. Para el diagnóstico puede ayudarnos realizar una ecografía mamaria, y el tratamiento es el drenaje quirúrgico del absceso en quirófano.

Si hay un absceso mamario y te lo drenan en quirófano, no te preocupes: puedes seguir dando lactancia materna y hay antibióticos compatibles.

Lactancia y trabajo remunerado

Como ya hemos comentado, la OMS recomienda la lactancia materna exclusiva los seis primeros meses, y hasta los dos años junto con la alimentación complementaria, pero muchas veces la madre tiene que volver al trabajo remunerado antes y no es posible adaptarse a estos tiempos.

Si queremos continuar con la lactancia materna cuando nos incorporemos al trabajo, existen varias opciones: que la madre reciba al bebé en su trabajo, que salga fuera para dar lactancia o que extraiga su leche para que se la dé otra persona.

Si escoges la última opción, debes saber que no es necesario tener el congelador lleno de leche materna; es más, se prefiere que sea leche fresca (extraída hace poco tiempo). Por ello, con extraerte el día previo es suficiente. Para hacerlo, necesitarás antes tener un manejo de la extracción, saber cómo se realiza y conocer el extractor: no lo dejes para el día de antes y haz pruebas. Los extractores más rápidos y cómodos son los eléctricos, pero escoge el que más se adapte a ti y prueba cómo funcionan con tiempo. Una vez extraída, la leche se conservará en frío (en la nevera de casa o en una nevera portátil).

Generalmente, lo que suele ocurrir en este tercer caso es que el bebé pase la mañana comiendo poco porque está esperando la teta de su madre, y lo compensa por la tarde y la noche. Si tu jornada laboral es de mañana y de tarde, resultará más complicado, pero coméntalo con asesoras de lactancia para que valoren cuál es la mejor solución para ti.

Si no es posible de ningún modo seguir con la lactancia materna cuando te reincorpores a tu puesto de trabajo, tendrás que destetar. El destete puede darse porque la madre lo quiere, porque el bebé lo quiere, porque los dos lo quieren o por un elemento externo (trabajo, enfermedad, fármaco, etcétera).

Y si no quieres destetarlo y puedes no hacerlo debido a tu situación, la decisión es tuya. En cualquier caso, lo mejor es hacerlo de manera gradual. Hoy en día el mantener una lactancia prolongada y dar lactancia a un niño o niña que camina está lleno de estigmas y rechazo por parte de la sociedad, con la creencia de que no lo necesita o que simplemente lo hace por vicio. Pero la lactancia debe durar lo que madre e hijo decidan porque la leche materna es el mejor alimento que se le puede ofrecer a un niño.

Lactancia artificial

Comenzaba este capítulo recalcando que cada mujer es libre de decidir cómo alimentar a su bebé, así que, si la mujer está correctamente informada y decide darle a su bebé lactancia artificial, no debe ser juzgada porque también es una opción buena, ya que, hoy en día, las leches artificiales están muy evolucionadas y no solo aportan nutrientes básicos, sino nutrientes funcionales que resultan beneficiosos para el lactante.

En el mercado encontrarás leches de tipo 1 para el inicio (>0 meses), de tipo 2 o de continuación (>6 meses), de tipo 3 o de crecimiento (12-36 meses) y fórmulas especiales (leches artificiales hidrolizadas para alérgicos o anticólicos).

Muchas me preguntáis cómo preparar el biberón con este tipo de leches. Estos son los pasos básicos:

- Primero debes lavarte las manos con agua y jabón.
- Luego, coge el biberón limpio y esterilizado, añade una medida de agua (mejor hervida) y, posterior-

mente, incorpora los cacitos de leche en polvo (por cada 30 ml de agua, un cacito).

- Para que sea más fácil de calcular, se harán los biberones de 30, 60, 90 y 120 ml (uno, dos, tres o cuatro medidas/cacitos rasos de leche en polvo).

- Para acabar solo tienes que cerrar el biberón con la tetina y la tapa plana de plástico externa y agitar, comprobar la temperatura en el dorso de tu mano o en la parte interna de la muñeca y después dárselo al bebé.

La forma de dar el biberón actualmente en tendencia es mediante el método Kassing, en el que el bebé se coloca lo más sentado posible, dando la espalda al cuidador, y el biberón se pone en horizontal en la boca del bebé. Se usan tetinas de ingesta lenta para que el bebé tenga que trabajar al succionar y se potencie el desarrollo de la musculatura orofacial.

Además, si cambias de opinión durante la lactancia artificial, puedes optar también por lo que se conoce como «relactar», es decir, dar lactancia materna tras una disminución total o parcial; en definitiva, dar lactancia materna tras lactancia artificial exclusiva o mixta. Esto es posible, pero requiere de un buen agarre, posición y apoyo por asesoras de lactancia.

Si la cantidad que el bebé toma al día es menor de 140 ml puede realizarse la relactación directa eliminando suplementos, pero si toma más cantidad debe hacerse de forma progresiva, reduciendo las tomas artificiales y realizando extracciones de leche frecuentes que estimulan la mama.

Algunas dudas frecuentes sobre la lactancia

Puede que todavía te queden algunas dudas sobre la lactancia; es normal, pues no es algo innato, sino social o aprendido, por lo que tener preguntas es más que frecuente. Por ello, si sientes que necesitas más información, acude a tu médica, matrona o asistente de lactancia para que te eche un cable y no te quedes con las dudas.

Por mi parte, para ayudarte te presentaré en este apartado algunas de las dudas más frecuentes que soléis preguntarme en consulta. Espero que te ayuden.

¿Cuándo usar chupete?

En niños amamantados se recomienda ofrecer el chupete a partir de que esté establecida claramente la lactancia materna, generalmente tras el primer mes de vida.

En niños alimentados con biberón se puede utilizar el chupete desde los primeros días de vida.

Los últimos estudios al respecto exponen que el chupete reduce el síndrome de muerte súbita del lactante, que es la muerte repentina de un bebé menor de un año sin causa aparente. Por suerte, esto es poco frecuente: 1-3/1.000 recién nacidos vivos.

Es recomendable retirar el chupete al llegar al año de edad, ya que el síndrome de muerte súbita del lactante es excepcional por encima de esta edad, así que, a partir de ese momento, el chupete no tiene ningún beneficio evidente y, además, puede aumentar el riesgo de padecer otitis media. La utilización de chupete a partir de los dos años de edad se asocia a problemas en los dientes (malposición y alteración de la mordida).

¿Qué es el síndrome de muerte súbita del lactante?

El síndrome de muerte súbita del lactante se ha relacionado, según explica la Asociación Española de Pediatría, con:

- Antecedentes de episodio aparentemente letal.
- Recién nacido con pausas de apnea idiopática (el bebé hace pausas sin respirar sin causa aparente).
- Apnea grave del recién nacido prematuro.
- Hermano fallecido por este síndrome.
- Riesgo de muerte repentina de causa conocida: malformaciones importantes de la vía aérea superior, displasia broncopulmonar grave, cuadros neurológicos o cardiológicos con apneas o arritmias, reflujo gastroesofágico grave asociado a patología pulmonar o neurológica.

También sabemos que se puede prevenir hasta en un 50 % con algunas medidas:

- Que el bebé duerma boca arriba (al menos los seis primeros meses).
- Acostarlo sobre una superficie rígida y evitar almohadas.

- Que la madre y el padre eviten el hábito tabáquico antes, durante y después del embarazo.

- Dar lactancia materna.

- No desaconsejar el uso de chupete durante el primer año de vida si ya lo utiliza y la lactancia materna está bien establecida.

- Evitar el arropamiento excesivo del lactante, especialmente si tiene fiebre, con cuidado de no cubrirle la cabeza.

- Mantener una temperatura agradable en la habitación (20-22°).

¿Qué no puedo comer dando lactancia?

La mujer que amamanta no precisa dietas especiales, y la mejor alimentación que puede llevar es una dieta sana y variada, evitando aditivos y contaminantes.

Eso sí, es preciso evitar tabaco, alcohol, drogas, y comer cabezas de gambas (el cadmio que tienen en esta parte es tóxico), atún rojo (lo tóxico en este caso es el mercurio) y alga *wakame* (contiene yodo, que puede afectar al tiroides materno y fetal).

Algunas cosas que puedes hacer si das el pecho

En ocasiones, las pruebas médicas o estéticas provocan dudas, ya que la mamá no sabe si serán contraproducentes de cara a la lactancia. Si es tu caso, aquí te dejo algunas pruebas que sí puedes hacerte sin problemas:

Mamografía o ecografía: no hay problema con realizarse ninguna de las dos pruebas durante la lactancia, así que, si te toca, no es motivo para posponerlas.

Graduarte la vista: quizá hayas oído que no puedes cambiar de gafas hasta terminada la lactancia, pero esto no tiene ningún sustento científico, así que si necesitas graduarte la vista, adelante.

Depilación láser: la lactancia y las hormonas no influyen en el efecto de la fotodepilación láser, que podéis realizar si así lo deseáis (evitando la zona de la mama para prevenir una posible irritación).

Hacerte un tatuaje: la tinta del tatuaje quedaría en la piel, con lo que no es tóxica para el bebé. Sí es importante que el establecimiento cumpla con las medidas higiénico-sanitarias necesarias.

Tomar bebidas con gas: el gas no pasa a través de la leche materna. Estas no son bebidas saludables, pero, si te apetece tomarte una de manera puntual, adelante.

Hacer dieta: llevar a cabo una dieta saludable guiada por un nutricionista es posible durante la lactancia materna, y se puede bajar de peso de manera progresiva o aprender a comer mejor combinando la dieta con ejercicio físico regular. Tu lactancia no se resentirá, así que no tengas miedo.

Mitos sobre lactancia

Espero que tras la información de este capítulo sepas que la lactancia materna no siempre es sencilla, sobre todo al principio, pero que es gratificante y que las opciones son muy variadas.

Para acabar, me gustaría hablarte sobre algunas de las mentiras más extendidas sobre la lactancia materna con el fin de que no te las creas y de que, por tu tranquilidad, no inviertas tiempo en ellas.

Los pechos pequeños producen menos leche

El tamaño del pecho no marca la cantidad de leche que se produce. El único problema que se relaciona con hipogalactia (poca leche) son las mamas tubulares (mamas en una forma cónica, con un escaso tejido mamario en la parte inferior del pecho y unas areolas más prominentes o anilladas). En el caso de que la madre tenga mamas tubulares y la lactancia se le haga cuesta arriba, podría dar en este caso lactancia con ayuda de suplementos. El resto de las mamas producen leche con normalidad, y, como siempre, a más estimulación, más producción.

Tu leche no alimenta a tu bebé

Seguro que habrás oído esta frase. Pues bien, es falsa. El problema no es la composición de la leche, sino una causa más profunda que debe ser revisada por asesoras de lactancia: el agarre, la posición, la movilidad de la lengua del bebé, etcétera.

Esta frase tan negativa puede hacer dudar a la madre y provocar que se rinda y acabe por darle suplementos cuando, en realidad, lo que se necesita es un buen asesoramiento.

¿Otra vez? Eso es que se ha quedado con hambre

La lactancia a demanda significa dar lactancia cuando el bebé lo demande, pero debemos tener en cuenta que el estómago de los bebés es pequeño y que la leche materna se digiere rápidamente. Tu pecho producirá la cantidad que tu bebé necesite, así que no tengas problema en estar siempre dispuesta para cuando te reclame: es uno de los mejores regalos que podrás darle.

El dolor es normal

El comienzo de la lactancia puede ser más complicado, ya que las mamas están más sensibles, pero una vez que está establecida la lactancia debe realizarse sin dolor. Si hay dolor, te recomiendo que acudas a asesoras de lactancia para que valoren cuál es el problema.

Ya sabe caminar, así que no necesita lactancia materna

Esta frase es falsa, pero está bastante arraigada en la sociedad. Se tiende a pensar que un niño que anda ya no necesita la lactancia materna. La lactancia materna es una fuente de salud presente y futura. A mayor duración de la lactancia, mayor será el beneficio potencial. La OMS recomienda mantenerla hasta los doce a veinticuatro meses y, posteriormente, todo el tiempo que madre e hijo deseen. Y siempre es importante que las decisiones y necesidades de cada familia se vean respetadas, sea cual sea la opción que elijan.

Los niños y niñas que disfrutan de la lactancia materna tienen menos obesidad, sobrepeso, diabetes, leucemia y un mejor desarrollo psicosocial. Así que, es cierto: la lactancia materna no solo es alimento; es también inmunidad, salud, apego y vínculo.

Dale agua, que hace calor

La leche materna es, en su mayor parte, agua, con lo que a los bebés alimentados con lactancia materna exclusiva no es preciso darles agua.

Sacas poco con el sacaleches, eso es que no tienes leche suficiente

No se puede equiparar lo que toma el bebé con lo extraído con sacaleches o de forma manual, así que no te agobies, eso no indica tu nivel de producción. El mejor estímulo es que el bebé mame a demanda y sin restricciones.

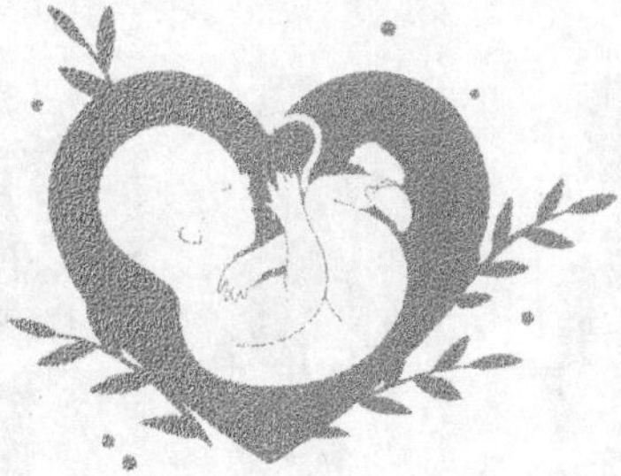

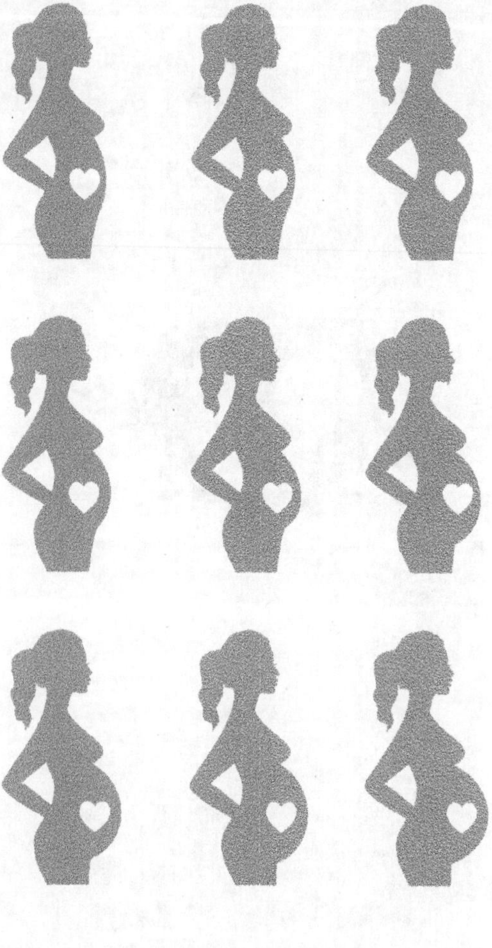

Capítulo 11

Curiosidades y mitos sobre el embarazo

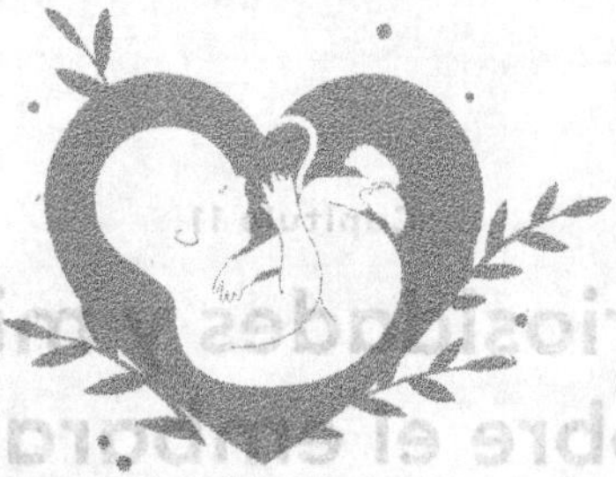

En mi caso personal, debo confesar algo: estar a diario en contacto con embarazadas te hace poner a las mujeres en un pedestal. Cuando elegí esta especialidad, fue porque ‑casualidades de la vida‑ me quedé sin plaza en la especialidad de Pediatría. En el momento me dio rabia, pero ahora solo puedo agradecer ese revés del destino: nunca pensé que la ginecología me podría aportar tanto. Cada día disfruto muchísimo con mi trabajo, y poder ayudaros en momentos delicados me da una sensación inexplicable que me reconforta el alma. Además, yo misma he pasado por tres embarazos y sé los miedos sin sentido que las mujeres tienen que cruzar durante el proceso, la incertidumbre, la locura hormonal y la ansiedad ante un futuro desconocido.

Espero que este libro te ayude a vivir tu búsqueda, tu embarazo, tu parto y tu posparto con tranquilidad y certezas. Ojalá pueda ayudarte en tu camino. Solo puedo agradecerte que hayas confiado en mí en este momento tan especial y desearte toda la felicidad y suerte del mundo.

Gracias por dejarte acompañar. Me gustaría cerrar estas páginas contándote varias verdades (y mitos) que te mostrarán, una vez más, que el embarazo es un momento mágico.

Verdades

La gran verdad de Ana Rosa

La gran verdad en la que quiero insistir es que la gran mayoría de los embarazos y los partos van bien, sin complicaciones. Y es desde la objetividad desde donde alcanzarás la tranquilidad que tanto necesitas. Pensar y confiar en que todo va a salir bien es la mejor opción porque es la más probable.

Estoy segura de que cada vez que vas a coger el coche no estás pensando que vas a tener un accidente. Pues, con el embarazo y el parto, igual. No dejes que ese miedo irracional te bloquee porque las estadísticas están a tu favor. La probabilidad más alta es que el embarazo y el parto vayan genial.

Eres guerrera y eres capaz de casi todo

Durante estos últimos veinte años he visto a diario a mujeres pariendo, pero, por más que pasa el tiempo, no deja de sorprenderme que seamos capaces de crear una nueva vida en nuestro interior y de dar a luz de una manera tan instintiva.

Todas las mujeres, en todos los países y en todas las culturas, damos a luz, y sacamos fuerzas para tener en nuestros brazos a lo mejor que hemos hecho.

Grábate a fuego esto que te digo: eres una guerrera capaz de todo y lo vas a hacer genial.

Tu voz

No deja de sorprenderme ver a diario cómo los bebés se calman después de nacer cuando sus madres les hablan. A menudo, en consulta, me preguntáis: «Pero ¿me oye?». Por supuesto que los bebés oyen dentro del útero. Alrededor de las veinte semanas empiezan a oír, primero tus latidos, el ruido de tus tripas, el ruido ambiental, la música y, finalmente, tu voz.

Está demostrado que los bebés responden a estímulos auditivos subiendo su frecuencia cardíaca y realizando movimientos bruscos. Además, son capaces de reconocer la voz del padre y de la madre, aquella música que se ha puesto repetidamente antes de nacer o incluso la voz de sus hermanos. Y, según parece, debido al líquido y a los tejidos, el sonido llega con diez decibelios menos. Así que, por supuesto, os aconsejo que le habléis a vuestros bebés, pero no bajito: habladles en tono normal para que os oigan.

Qué sabia es la naturaleza, que calma al bebé con tu voz o con tu música. Ya verás qué experiencia inexplicable ver que tu bebé se calma con tu calor y con tu voz.

Habla con tu bebé, puede escucharte y tu voz le calma.

Su primer llanto

Imaginaos que estáis en una piscina rodeados de agua caliente, a oscuras, con unos cascos puestos, y escucháis los ruidos lejanos. De pronto os cogen de la cabeza, os sacan de la piscina, encienden la luz y empezáis a escuchar sonidos en volumen muy alto y, además, tenéis de pronto mucho frío. Esto es lo que sienten los bebés cuando nacen, una serie de cambios y estímulos a los que deben reaccionar, y lo hacen con el llanto, ¡no es para menos! Pero no todos lloran, algunos simplemente suspiran o se quejan.

El primer llanto sirve para limpiar las vías aéreas de líquido, para el comienzo de la respiración autónoma y para facilitar que el bebé se adapte a la vida neonatal. Antiguamente se les daba una cachetada en el culete cuando nacían, pero hoy en día se les estimula para que se adapten al medio tocándoles la espalda.

También es común que durante las primeras horas estornuden, y este acto reflejo tiene el mismo fin que el llanto: liberar las vías aéreas.

Cuando nacen, el piel con piel con la madre, además de calmarlos y de servirles para que regulen su temperatura, ayuda a que la respiración sea más efectiva. Es alucinante ver cada día cómo los bebés se calman con el contacto materno, con su olor, con su respiración y con su voz.

Este primer llanto nos trae a todas sentimientos encontrados: felicidad, porque está todo bien, pero, a su vez, el deseo de calmarlo.

Su piel

La piel del recién nacido es muy diferente a la piel de los adultos. Es hasta diez veces más fina, se seca con facilidad y su función termorreguladora no funciona al 100 %, con lo que resulta más propensa a no regular bien la temperatura, a tener alergias e infecciones.

Por ello, en la mayoría de los protocolos tras el parto se defiende que el bebé realice el piel con piel con la madre, porque, además de los beneficios para el recién nacido, es también importante el placer que experimentaréis al tocar y sentir la piel de vuestro bebé. El tacto es tan suave que lo vais a recordar toda la vida.

Como animales que somos, no podemos parar de tocar a nuestro bebé. Su piel es para nosotras pura atracción, y las caricias saldrán naturalmente.

Su olor

Está demostrado que el olor de los recién nacidos produce la liberación de endorfinas en el cerebro de la madre, más concretamente en la hipófisis (una glándula situada en la base del cráneo). Las endorfinas son sustancias naturales que dan placer, con lo que podemos decir que oler al bebé es una droga natural y que engancha. Otra vez me sorprende la naturaleza, que ha dispuesto todo para que el mecanismo de unión y protección madre-hijo comience de una forma tan poderosa. Nunca olvidarás esa sensación de coger a tu bebé entre tus brazos y olerlo. Y he de confesarte que algunas no dejamos de olerlos nunca; yo aún huelo a mis tres hijos, ¡y la mayor tiene ya doce años!

Como animales que somos, no podemos parar de oler a nuestro bebé.

Besos de vida

Lo primero que hacen las nuevas mamás es besar al recién nacido, y no es para menos después de nueve meses de espera. Nuestra forma de mostrar afecto entre nosotros es mediante los besos, y parece, además, que con estos besos de la madre se ayuda a fortalecer la microbiota del bebé.

Os veo dar besos de fuerza, sanadores, que reconfortan a vuestros bebés, de protección, de gratitud, pero, sobre todo, besos de vida.

Detalles

Aún no lo sabes, pero te diré que vas a pasar gran parte de tu tiempo mirando a tu bebé y fijándote en cada uno de sus detalles. Te preguntarás cómo puede ser tan perfecto, cómo tiene todo en su sitio, y darás gracias por ello. Pasarás horas mirando sus manos, su boca o sus pies, cada bostezo o mueca. Mirarlo será tu pasatiempo favorito, y así debe ser. No encenderás la televisión porque tienes tu espectáculo asegurado en casa.

A mí me gusta mostraros la perfección de vuestros bebés antes de que nazcan, en las ecografías, y cazar sus manos o sus pies es todo un reto. Cuando doy con ellas veo que se os cae la baba y lo disfrutamos muchísimo juntas.

Disfruta cada pequeño detalle del amor de vuestra vida y sorpréndete con la perfección de la naturaleza en alguien tan pequeño. A mí todavía me sigue sorprendiendo en cada ecografía.

El padre

Bajo mi punto de vista, los padres hacen un acto de amor doble al vivir una experiencia tan extraordinaria desde un segundo plano, lleno de amor y respeto, que tiene toda mi admiración.

Ten siempre en cuenta que tu compañero hace todo esto por ti:

- Vive la búsqueda con ansias, ganas y miedos, que no transmite, en la mayoría de los casos, por no presionarte ni preocuparte.
- Vive cada revisión y cada ecografía con las mismas ganas y miedos que tú.
- Vive el embarazo con las mismas inseguridades que tú, pero no nota a su bebé las veinticuatro horas del día.

• Durante el parto os veo empujando, y sé que, si pudiese, empujaría por vosotras.

• Deja las primeras horas a la madre con el bebé aunque se muera de ganas de cogerlo porque sabe que el piel con piel con ella es lo mejor para su bebé.

• Es tu apoyo, pilar y sustento en tus momentos más complicados.

Y llegaste

Me gusta recordar el justo momento en que un hijo llega y revoluciona nuestro mundo como quien recuerda un primer beso o una primera cita. Ese placer que sentimos cuando rememoramos hechos importantes para nosotros es adictivo, y la llegada de un hijo y el encuentro cara a cara se recuerdan para toda la vida.

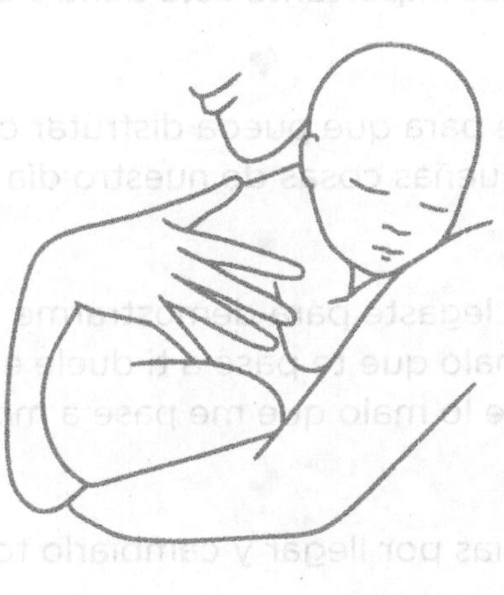

Qué alegría, qué regalo que ese bebé haya llegado:

Llegaste para poner en orden
nuestras prioridades.

♥

Llegaste para quitar importancia
a las cosas que no la tienen.

♥

Llegaste para que pudiese apreciar
lo que mis padres hicieron por mí.

♥

Llegaste para exigirme ser
lo suficientemente buena para ti.

♥

Llegaste para hacerme ver
que lo más importante está dentro de casa.

♥

Llegaste para que pueda disfrutar contigo
las pequeñas cosas de nuestro día a día.

♥

Llegaste para demostrarme
que lo malo que te pase a ti duele el doble
que lo malo que me pase a mí...

♥

¡Gracias por llegar y cambiarlo todo!

Dar a luz

¿Alguna vez te has planteado de dónde viene la expresión «dar a luz» para referirse a tener un bebé? Yo me atrevería a decir que tiene mucho que ver con que es el acto más instintivo, puro y emotivo del ser humano, una metáfora tan preciosa porque la verdadera luz de nuestras vidas llega para siempre:

Una luz tan grande que hace
que las demás cosas parezcan
superfluas y lejanas.

Una luz que llega para que valores más la vida.

Una luz que te reactiva,
te pone en marcha y te pone el motor a punto
para dar lo mejor de ti.

Una luz que cuando se debilita
torna tu vida en penumbra.

¡Qué maravilla dar a luz a tu nueva luz!

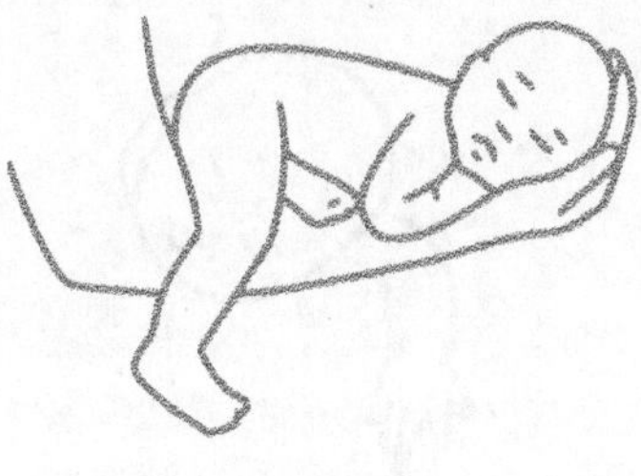

Abuelos

Me veo en la obligación de dedicarles, aunque sea, unas líneas a ellos: los abuelos. No debemos olvidar que gracias a ellos, en muchos casos, podemos sacar nuestro día a día adelante. Esto es para vosotros:

Gracias por estar siempre ahí.

Gracias por todo lo que hacéis para ayudarnos.

Gracias por hacernos la vida más fácil.

Gracias por el amor incondicional que nos dais.

Gracias hasta por malcriarlos.

Gracias por mimarlos.

Gracias, papá y mamá,
contar con vosotros es un lujo.

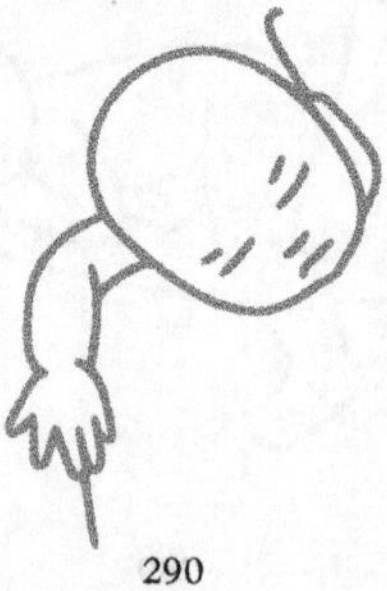

El primer encuentro con sus hermanos

Lo que se siente cuando presencias el encuentro entre tu hijo y su nuevo hermano es otro momentazo que nos ofrece la vida, y lo vas a disfrutar muchísimo. A partir de ese momento, nuestro corazón se divide en dos o en más.

Algunos consejos para que el encuentro sea más llevadero para los hijos son:

- Habladles durante el embarazo de lo que pasará cuando llegue su nuevo miembro y explicadles que mamá va a estar bastante ocupada.

- Durante el encuentro, es mejor que el bebé esté en una cuna o con el padre. Así, nuestro hijo o hija mayor sentirá que la madre sigue disponible para él o ella.

- Si quieren tocarlo, que lo toquen con sus manos limpias y con cuidado.

- Resta importancia a que el pequeño esté enganchado al pecho todo el día y dale importancia y tiempo al mayor. Yo me pasé toda la lactancia diciéndole a mi hijo mediano: «Mario solo come teta, qué aburrido, ¿no?».

Visitas

Este es un tema importante, ya que cuidar la salud de los recién nacidos es responsabilidad de todos, lo cual no parece entenderse bien por la población en general. Hay que evitar las visitas en casa durante las primeras semanas, y debéis quedar al aire libre si queréis que alguien cercano conozca al bebé.

Algunos consejos básicos para las visitas durante las primeras semanas son:

- La visita se hace al aire libre.

- La madre o el padre serán quienes tengan al bebé en brazos, si no está en el carrito, y hay que pedir permiso para cogerlo.

- Es necesario lavarse las manos antes de cogerlo.

- Prohibido fumar al lado del bebé, ya que aumenta el riesgo de muerte súbita.

- No debemos besar sus manos ni su cara.

- Ante el menor indicio de resfriado, debe anularse el encuentro. Lo que para ti es un resfriado, para el bebé puede ser una bronquiolitis con ingreso hospitalario.

El puerperio será duro, pero se supera

Te mando toda mi fuerza durante este proceso. Las que hemos sido madres sabemos lo que es un posparto: una de las cosas más duras que vayas a experimentar en tu vida, pero sé que te irás adaptando y reconociendo lo que le ocurre al bebé, sé que sabrás cómo cuidarlo bien y que, a la vez, te irás encontrando cada día mejor.

Pasadas las cinco o seis primeras semanas te recomiendo que empieces a dedicarte a ti una o dos horas al día: para leer, para hacer deporte, para ir a la peluquería, para hacer pilates... Este tiempo personal te ayudará a estar mejor contigo misma para poder dar más de ti a tu bebé.

Si cuatro semanas después del parto te sientes sobrepasada y con una tristeza continua, pide ayuda a tu ginecólogo, médico o psicólogo. Todo se supera, y muchas veces necesitamos una mano experta que nos ponga las soluciones sobre la mesa de forma objetiva.

Mitos

Después de todas estas verdades motivadoras, vamos a recopilar algunos mitos que debes ignorar para no caer en leyendas urbanas, *fake news* y demás mentiras que solo aportan incertidumbre y te hacen perder el tiempo y desviar el foco de este momento tan especial. ¡No les des espacio durante tu embarazo!

Los movimientos del bebé se notan en el primer trimestre

Es prácticamente imposible llegar a percibir los movimientos fetales en el primer trimestre, pues en ese momento los bebés miden entre cinco y seis centímetros y están protegidos por líquido, musculatura uterina, musculatura materna, la grasa de la madre y su piel. Los movimientos fetales suelen percibirse alrededor de la semana 20 o la 22, un poco antes en madres que no son primerizas (porque los músculos están más laxos).

Al principio son dudosos y se perciben como burbujas o movimientos de tripas, pero, conforme pasan las semanas, los percibirás mejor.

Sentir los movimientos del bebé en tu vientre es una sensación inexplicable, ¡disfrútala mucho!

Es mejor datar el embarazo por tu cuenta

La datación del embarazo más exacta se realiza por ecografía, con la medición de la longitud craneocaudal fetal, y solo así sabemos las semanas exactas del embarazo, ya que de esta forma se corrige la fecha de la última regla según las medidas de la ecografía.

Por ello, no se deben llevar dos cuentas, sino solo la de la ecografía, pues es la única exacta.

Hay que guardar reposo en el primer trimestre

Tras el positivo hay que llevar una vida normal en relación con la actividad física. Si el embarazo transcurre normalmente, debes continuar entrenando, aunque evitando impactos (como saltos), abdominales y pulsaciones altas, pero ¡sigue entrenado, por favor!

Hay que disminuir la frecuencia de las relaciones sexuales en el embarazo

En las primeras semanas, por la incertidumbre, y al final del embarazo, por las molestias, es común que se reduzcan las relaciones sexuales, pero si el embarazo transcurre de forma normal no se debería reducir la frecuencia de las relaciones por el mero hecho de tener el test positivo.

En el embarazo hay que dormir del lado izquierdo

Puedes dormir como quieras hasta las últimas semanas del tercer trimestre, cuando es aconsejable que duermas apoyada sobre el lado izquierdo para disminuir la presión del útero sobre los grandes vasos. De esta forma se favorece el retorno venoso y se previene la hipotensión materna y el mareo posterior. Así que, ¡no te obsesiones hasta el último mes y duerme como te apetezca!

Según la luna, será niño o niña

Sobra decir que este es otro de los grandes mitos en torno al embarazo. No hay nada que podamos hacer para conseguir el sexo deseado del bebé. Leerás de todo, pero no hay nada demostrado científicamente.

Debes dejar los anticonceptivos varios meses antes de buscar el embarazo

Existe la creencia de que es necesario dejar de tomar anticonceptivos unos meses antes de la búsqueda, pero lo cierto es que su efecto dura veinticuatro horas. Por ello, en el siguiente ciclo tras dejar los anticonceptivos ya se puede buscar la gestación. Lo que sí es cierto es que, a veces, los ovarios tardan unos meses en volver a la regularidad menstrual previa.

No se puede tener un parto vaginal tras cesárea

Este razonamiento es muy habitual y totalmente erróneo, ya que se sabe que tras una cesárea se consigue parto vaginal en el 75 % de los casos. Lo que hay que hacer es asegurarse de que no existan factores de riesgo en la paciente (tiempo desde la cesárea previa, causa de la cesárea previa, tipo de cesárea, etcétera) y tener más cuidado con la medicación que se emplea en caso de inducción del parto y durante el parto en sí. Hay que llevar también una vigilancia más estricta durante el trabajo de parto debido al riesgo de rotura uterina (0,2 %).

En todo caso, y si no está contraindicado, cualquier mujer contará con la oportunidad de tener un parto vaginal tras una cesárea anterior.

Es mejor que el bebé nazca con siete meses que con ocho

Esta afirmación es la que se lleva la palma, puesto que la prematuridad es algo muy serio y, a más semanas de embarazo, más desarrollo de los órganos del bebé. ¡Por eso es totalmente equivocada!

Se puede comer *sushi* durante el embarazo si está congelado

Las recomendaciones de múltiples sociedades científicas y del Ministerio de Sanidad indican que debemos evitar los alimentos crudos en el embarazo, tanto carne como pescado. Con la congelación a -90° durante cuarenta y ocho horas se evitaría la toxoplasmosis o el anisakis, pero no la listeria, que es una bacteria que únicamente se destruye con el calor.

Así que, por mucho que esté congelado, ¡*sushi* en el embarazo, no!

Las niñas se forman más tarde que los niños

Esta duda me la transmiten cantidad de parejas semanalmente y no sé de dónde ha surgido tal creencia. La realidad tras el mito es que los fetos crecen exactamente igual sean del sexo que sean, y, por supuesto, los latidos cardíacos van a igual ritmo.

En el embarazo hay que comer por dos

Por suerte, esa mentira en forma de afirmación que iba campando a sus anchas hace años ya ha quedado totalmente desterrada.

Las mamás de hoy día saben perfectamente qué deben comer, en qué cantidades, y, además, están mejor informadas que nunca.

Si sientes ardores es porque el bebé tiene mucho pelo

Los ardores ocurren por dos motivos: uno, por el efecto de la progesterona en la musculatura lisa intestinal y estomacal, que hace las digestiones más lentas y los esfínteres menos contraídos; y dos, por el efecto mecánico del útero sobre el estómago. ¡Así que el pelo del bebé no tiene nada que ver!

No te puedes teñir el pelo si estás embarazada

Sobre este tema solo quiero decirte que la cantidad de producto potencialmente tóxico que se absorbe a través del cuero cabelludo es muy baja, con lo cual no habría problema con el tinte en el pelo. Y lo mismo pasa con las uñas, así que ¡tranquila! Puedes seguir dándote esos caprichos estéticos si te apetece.

No cruces las piernas si estás embarazada

Las mujeres más mayores lo dicen porque, según ellas, si las cruzas el bebé se enreda en el cordón umbilical. No hay nada de cierto en esta creencia, así que sentaros como queráis y estad tranquilas.

Es mejor dejar las vacunas para después del embarazo

Entiendo este razonamiento si comprendo vuestro miedo irracional durante este proceso, pero es erróneo. Lo primero es que te protejas a ti misma con vacunas o con los tratamientos que hagan falta; solo así podrás proteger tu embarazo y a tu bebé.

Los pechos pequeños producen menos leche

No tiene nada que ver el tamaño del pecho con la producción de leche materna en la lactancia. Así que, si me lees y conoces a alguna chica que necesite saberlo, díselo, y, si esa chica eres tú, espero que estés feliz de quitarte un peso de encima. También se puede lactar si tienes la mama operada e incluso si ha sido por un cáncer de mama.

Si tienes un útero en retroversión es más complicado que te quedes embarazada

La posición del útero anterior (hacia la vejiga) o posterior o en retroversión (hacia el recto) no influye para nada en una mayor o menor capacidad de concebir. Así que, de nuevo, si tienes el útero en retroversión y estás buscando un embarazo, no debes estar preocupada.

Además, también te tranquilizará saber que, conforme el feto crece, el útero se sitúa en el centro, así que, sobre la semana 16, deja de estar en retroversión.

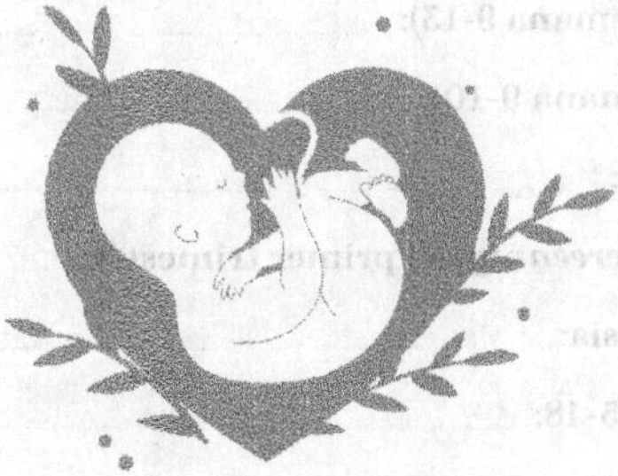

Mi seguimiento del embarazo

FUR (fecha de última regla): ....

FPP (fecha probable de parto): ....

Estoy tomando ácido fólico diario desde: ....

Realizo ejercicio regular: ....

Citas con matrona/médico y fecha de mis ecografías

Primera analítica (semana 9-13): ....

Ecografía precoz (semana 9-10): ....

Ecografía semana 12: ....

Valor del riesgo del *screennig* del primer trimestre: ....

Riesgo de preeclampsia: ....

Urocultivo semana 15-18: ....

Eco semana 20: ....

Es niño/niña y se llamará: ....

Comencé a notar las patadas en la fecha: ....

Prueba del azúcar O'Sullivan: ....

Prueba larga del azúcar (SOG): ....

Vacuna de la tos ferina: ....

Vacuna de la gripe: ....

Vacuna de la COVID-19: ....

Vacuna anti-D: ....

Ecografía semanas 32-36: ....

Última analítica y exudado vaginorrectal para EGB: ....

Mi peso inicial: ....

Mi peso en la mitad del embarazo: ....

Mi peso final: ....

Mi tensión antes del embarazo: ....

Mi tensión en el primer trimestre: ....

Mi tensión antes del parto: ....

Mi tensión tras el parto: ....

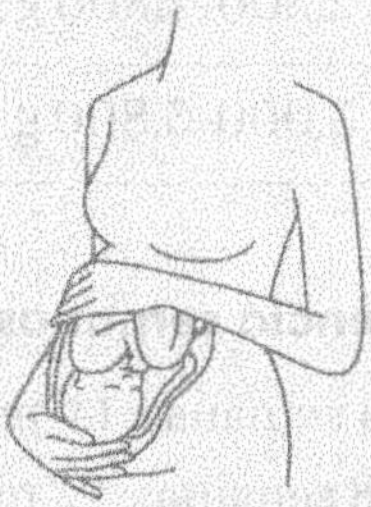

Sé positiva.

Sé fuerte.

Confía en ti.

Confía en nosotros.

Algunos datos extra que te pueden servir

Medidas		
Semanas	**Peso medio**	**CRL media**
8 semanas		20-25 mm (2 cm)
12 semanas		54-65 mm (5-6 cm)
16 semanas	100-150 g	16 cm
20 semanas	300-400 g	25 cm
24 semanas	600-800 g	30 cm
28 semanas	1.000-1.300 g	39 cm
32 semanas	1.600-2.100 g	42 cm
36 semanas	2.300-2.800 g	47 cm
40 semanas	3.000-3.800 g	50 cm

Equivalencia semanas-meses

1-4 semanas: 1.er mes

5-8 semanas: 2.° mes

9-12 semanas: 3.er mes

13-16 semanas: 4.° mes

17-21 semanas: 5.° mes

22-26 semanas: 6.° mes

27-30 semanas: 7.° mes

31-35 semanas: 8.° mes.

36-40 semanas: 9.° mes

Aumento de peso aconsejado en el embarazo		
IMC*	**Embarazo único**	**Embarazo gemelar**
Bajo <18	12,5-18 kg	17-25 kg
Normal 19-26	11,5-16 kg	17-25 kg
Sobrepeso 26-29	7-11,5 kg	14-23 kg
Obesidad >29	5-9 kg	11-19 kg

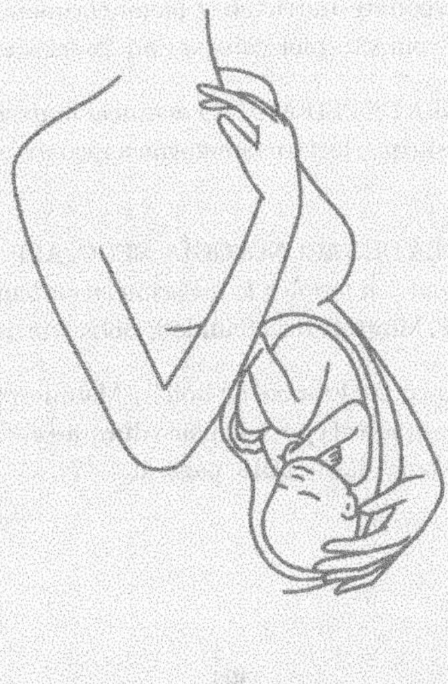

Bibliografía

ACEITUNO VELASCO, L. (coord.), *Embarazo, parto y puerperio: proceso asistencial integrado*, Sevilla: Consejería de Igualdad, Salud y Políticas Sociales, Junta de Andalucía, 2014.

ADIEGO BURGOS, B.; Martínez Ten, P.; Pérez Pedregosa, J.; Crespo Rivera, A.; Santacruz Martín, B.; Illescas Molina, T., y Barrón Azurmendi, E., «Determinación del sexo fetal en el primer trimestre de la gestación: estudio prospectivo», *Revista Chilena de Obstetricia y Ginecología*, 75(2), 2010, págs, 117-123, <https://dx.doi.org/10.4067/S0717-75262010000200008>.

AGENCIA DE CALIDAD DEL SISTEMA NACIONAL DE SALUD, OBSERVATORIO DE SALUD DE LAS MUJERES, *Plan de parto y nacimiento*, Ministerio de Sanidad, Política Social e Igualdad, s. f., <https://www.sanidad.gob.es/organizacion/sns/planCalidadSNS/pdf/equidad/planPartoNacimiento.pdf>.

AGENCIA ESPAÑOLA DE SEGURIDAD ALIMENTARIA Y NUTRICIÓN, *Alimentación segura durante el embarazo: consejos básicos para 40 semanas de tranquilidad*, Ministerio de Consumo, Gobierno de España, 2020.

ASOCIACIÓN DE MÉDICOS DE SANIDAD EXTERIOR, *Información salud y viajes: viajeras embarazadas*, <https://www.amse.es/informacion-salud-y-viajes/227-viajeras-embarazadas>.

ASOCIACIÓN ESPAÑOLA DE PEDIATRÍA, *Contacto piel con piel en las cesáreas* https://www.aeped.es/comite-nutricion-y-lactancia-materna/lactancia-materna/documentos/contacto-piel-con-piel-en-las-cesareas

ASOCIACIÓN ESPAÑOLA DE PEDIATRÍA, *Lactancia materna: información y recomendaciones*, s. f., <http://lactanciamaterna.aeped.es/tecnicas-de-lactancia-materna/>.

ASOCIACIÓN ESPAÑOLA DE VACUNOLOGÍA, SEGO, AEP, FAME, *Preguntas y respuestas sobre vacunación frente a la tosferina en embarazadas para profesionales sanitarios*, Ministerio de Sanidad, Gobierno de España, s. f.

BARAKAT, R.; Díaz-Blanco, A.; Franco, E.; Rollán-Malmierca, A.; Brik, M.; Vargas M., et al., «Guías clínicas para el ejercicio físico durante el embarazo», *Progresos de Obstetricia y Ginecología*, 62(5), 2019, págs. 464-471.

BIANCHI, A.; Jacobsson, B., y Mol, B. W., «FIGO good practice recommendations on delayed umbilical cord clamping», *International Journal of Gynecology and Obstetrics*, 155(1), 2021, <https://doi.org/10.1002/ijgo.13841>.

CANCELO HIDALGO, M. J.; Arjona Berral, J. E.; Casellas Caro, M.; Crespo Criado, M., Duro Gómez, J., García Erce, J. A., et al., «Diagnóstico y tratamiento de la anemia por déficit de hierro en obstetricia y ginecología: resultados de una encuesta en España», *Progresos de Obstetricia y Ginecología*, 65, 2022, págs. 42-46.

CENTRE DE MEDICINA FETAL I NEONATAL DE BARCELONA, *Protocolo: Coronavirus (COVID-19) y gestación*, Hospital Clínic, Hospital Sant Joan de Déu, Universidad de Barcelona, 25 de julio de 2022.

-, *Protocolo: Infecciones Torch y por parvovirus B19 en la gestación*, Hospital Clínic, Hospital Sant Joan de Déu, Universidad de Barcelona, s. f.

-, Protocolo: Listeria y gestación, Hospital Clínic, Hospital Sant Joan de Déu, Universidad de Barcelona, s. f.

-, *Protocolo: Anemia durante la gestación y el puerperio*, Hospital Clínic, Hospital Sant Joan de Déu, Universidad de Barcelona, s. f.

-, *Protocolo: Asistencia al embarazo y parto de gestaciones múltiples*, Hospital Clínic, Hospital Sant Joan de Déu, Universidad de Barcelona, 2021.

-, *Protocolo: Colestasis intrahepática gestacional*, Hospital Clínic, Hospital Sant Joan de Déu, Universidad de Barcelona, 2020.

-, *Protocolo: Defectos del crecimiento fetal*, Hospital Clínic, Hospital Sant Joan de Déu, Universidad de Barcelona, 2019.

-, *Protocolo: Macrosomía*, Hospital Clínic, Hospital Sant Joan de Déu, Universidad de Barcelona, s. f.

CENTRO NACIONAL DE VACUNACIÓN Y ENFERMEDADES RESPIRATORIAS, DIVISIÓN DE ENFERMEDADES VIRALES, «COVID-19 durante el embarazo», Centros para el Control y la Prevención de Enfermedades, 1 de julio de 2022.

CENTROS PARA EL CONTROL Y LA PREVENCIÓN DE ENFERMEDADES, «Prevención de la enfermedad por estreptococo del grupo B», s. f.

COMITÉ ASESOR DE VACUNAS DE LA ASOCIACIÓN ESPAÑOLA DE PEDIATRÍA, *Embarazo y vacunas*, Asociación Española de Pediatría, s. f., <https://vacunasaep.org/familias/embarazo-y-vacunas>.

COMITÉ DE LACTANCIA MATERNA DE LA ASOCIACIÓN ESPAÑOLA DE PEDIATRÍA, *Contacto piel con piel en las cesáreas: aspectos prácticos para la puesta en marcha*, Asociación Española de Pediatría, 2017, <https://www.aeped.es/sites/default/files/documentos/201702-cpp_en_cesareas.pdf>.

-, *Lactancia materna en niños mayores o «prolongada»*, Asociación Española de Pediatría, 2015.

FERNÁNDEZ, L., y Rodríguez, J. M., Mastitis, *el lado oscuro de la lactancia: microbiota mamaria: de la fisiología a la mastitis*, Tres Cantos, Probisearch, 2013.

FIGO WORKING GROUP ON GOOD CLINICAL PRACTICE IN MATERNAL-FETAL MEDICINE, «Good clinical practice advice: First trimester screening and prevention of pre-eclampsia in singleton pregnancy», *International Journal of Gynaecology and Obstetrics*, 144(3), marzo de 2019, págs. 325-329, <https://doi.org/10.1002/ijgo.12741>.

FUSTÉ, P. (coord.), AEPCC-Guía: *Infecciones del tracto genital inferior*, Publicaciones AEPCC, 2016.

GRUPO DE TRABAJO DE LA GUÍA DE PRÁCTICA CLÍNICA SOBRE ATENCIÓN AL PARTO NORMAL, «Guía de práctica clínica sobre la atención al parto normal», *Guías de Práctica Clínica en el Sistema Nacional de Salud*, Servicio Central de Publicaciones del Gobierno Vasco, 2010.

HALL, M. E.; George, E. M., y Granger, J. P., «El corazón durante el embarazo», *Revista Española de Cardiología*, 64(11), noviembre de 2011, págs.1045-1050, <https://doi.org/10.1016/j.recesp.2011.07.009>.

INSTITUTO NACIONAL DE LA SEGURIDAD SOCIAL, *Guía de ayuda para la valoración del riesgo laboral durante el embarazo*, Instituto Nacional de la Seguridad Social, s. f.

-, *Prestación de Riesgo durante el embarazo*, s. f., <https://www.seg-social.es/wps/portal/wss/internet/InformacionUtil/44539/44765>.

INTERNATIONAL FEDERATION OF GYNECOLOGY AND OBSTETRICS, «Declaración conjunta de FIGO-IDF: la creciente carga de la diabetes y sus consecuencias para las mujeres», figo.org, 6 de diciembre de 2017.

–, «Iniciativa sobre la diabetes gestacional», en «Una guía pragmática para el diagnóstico, la gestión y el cuidado», *International Journal of Gynecology and Obstetrics*, 131(supl. 3), 2015, S173-S212.

–, *Maternidad segura y COVID-19 - Actualización de marzo de 2021*, 21 de marzo de 2021.

LAWRENCE, R. A.; Lawrence, R. M., *Lactancia materna: una guía para la profesión médica*, St. Luis, Elsevier Mosby, 2005.

LEES, C. C.; Stampalija, T.; Baschat, A. A.; Da Silva Costa, F.; Ferrazzi, E.; Figueras, F., et al., «ISUOG Practice Guidelines: diagnosis and management of small-for-gestational-age fetus and fetal growth restriction», *Ultrasound in Obstetrics and Gynecology*, 56, 2020, págs. 298-312.

MARCOS, I., *Embarazo y parto, un buen inicio de la lactancia*, s. f., <https://albalactanciamaterna.org/lactancia/claves-para-amamantar-con-exito/embarazo-y-parto-un-buen-inicio-de-la-lactancia/>.

MAYO CLINIC, «Colestasis del embarazo», mayoclinic.org, s. f., <https://www.mayoclinic.org/es-es/diseases-conditions/cholestasis-of-pregnancy/symptoms-causes/syc-20363257>.

NICOLAIDES, Kypros H., y Falcón, Orlando F, *La ecografía de las 11-13+6 semanas*, Londres, Fetal Medicine Foundation, 2004.

ORGANIZACIÓN MUNDIAL DE LA SALUD, «La OMS insta a ofrecer atención de calidad a las mujeres y los recién nacidos en las primeras semanas cruciales después del parto», who.int, 30 de marzo de 2022, <https://www.who.int/es/news/item/30-03-2022-who-urges-quality-care-for-women-and-newborns-in-critical-first-weeks-after-childbirth>.

–, *Nacimientos prematuros*, 14 de noviembre de 2022, <https://www.who.int/es/news-room/fact-sheets/detail/preterm-birth>.

–, *Conducta activa en el alumbramiento*, Ginebra, OMS, 2013.

–, *Declaración de la OMS sobre tasas de cesárea*, Organización Mundial de la Salud, 2015.

–, *Lactancia materna*, s. f., <https://www.who.int/es/health-topics/breastfeeding#tab=tab_1>.

–, *Recomendaciones de la OMS para la prevención y el tratamiento de la preeclampsia y la eclampsia*, Ginebra, OMS, 2013.

–, *Recomendaciones de la OMS sobre la prevención y la gestión del consumo de tabaco y la exposición al humo ajeno durante el embarazo* – Versión reducida, Ginebra, OMS, 2014.

–, *Alcohol*, 9 de mayo de 2022, <https://www.who.int/es/news-room/fact-sheets/detail/alcohol>.

–, *Pinzamiento tardío del cordón umbilical para reducir la anemia en lactantes*, Ginebra, OMS, 2013.

POMBO ARIAS, M.; Castro-Feijóo, L.; Barreiro Conde, J.; Cabanas Rodríguez, P., «Una revisión sobre los disruptores endocrinos y su posible impacto sobre la salud de los humanos», *Revista Española de Endocrinología Pediátrica*, 11(2), 2020, págs. 33-53.

RABE, H.; Gyte, G. M. L.; Díaz-Rossello, J. L., y Duley, L., «Effect of timing of umbilical cord clamping and other strategies to influence placental transfusion at preterm birth on maternal and infant outcomes», *Cochrane Database of Systematic Reviews*, 9, 2019, <10.1002/14651858>.

ROBERGE, S.; Bujold, E.; Nicolaides, K. H., «Aspirin for the prevention of preterm and term preeclampsia: systematic review and metaanalysis», *American Journal of Obstetrics and Gynecology*, 218(3), marzo de 2018, págs. 287-293.

ROLNIK, D. L.; Nicolaides, K. H.; Poon, L. C., «Prevention of preeclampsia with aspirin», *American Journal of Obstetrics and Gynecology*, 226(2S), febrero de 2022, S1108-S1119, <10.1016/j.ajog.2020.08.045>.

SOCIEDAD ESPAÑOLA DE GINECOLOGÍA Y OBSTETRICIA, *¿Estoy de parto?*, s. f., <https://sego.es/mujeres/Inicio_parto.pdf>.

–, «Control prenatal del embarazo normal», Progresos de Obstetricia y Ginecología, 2018, 61(5), págs. 510-527.

–, «Embarazo gemelar bicorial», *Progresos de Obstetricia y Ginecología*, 59, 2016, págs. 43-57.

–, «Guía sistemática de la exploración ecográfica del segundo trimestre», *Progresos de Obstetricia y Ginecología*, 63(2), 2020, págs. 99-122.

–, «Parto pretérmino», *Progresos de Obstetricia y Ginecología*, 63, 2020, págs. 283-321.

–, «Trastornos hipertensivos en la gestación», *Progresos de Obstetricia y Ginecología*, 63, 2020, págs. 244-272.

–, Alteraciones de la piel en el embarazo, s. f., <https://sego.es/mujeres/Alteraciones_piel.pdf>.

–, *Anticoncepción después del parto*, s. f., <https://sego.es/mujeres/Anticoncepcion_puerperio.pdf>.

–, *Cálculo de la edad gestacional*, s. f., <https://sego.es/mujeres/Calculo_edad_gestacional.pdf>.

–, *Cesárea*, s. f., <https://sego.es/mujeres/Cesarea.pdf>.

–, *Depresión posparto*, s. f., <https://sego.es/mujeres/Depresion_post_parto.pdf>.

–, *Diabetes gestacional*, s. f., <https://sego.es/mujeres/Diabetes_gestacional.pdf>.

–, *Dolor de espalda en el embarazo*, s. f., <https://sego.es/mujeres/Dolor_espalda.pdf>.

–, *Ejercicio durante la gestación*, s. f., <https://sego.es/mujeres/Ejercicio_gestacion.pdf>.

–, *El parto inducido*, s. f., <https://sego.es/mujeres/Parto_inducido.pdf>.

–, *Hipertensión en el embarazo*, s. f., <https://sego.es/mujeres/Hipertension_embarazo.pdf>.

–, *Obesidad y gestación*, s. f., <https://sego.es/mujeres/Obesidad_y_embarazo.pdf>.

–, *Periodo de dilatación*, s. f., <https://sego.es/mujeres/Periodo_dilatacion.pdf>.

–, *Preguntas que no suele hacer al tocólogo*, s. f., <https://sego.es/mujeres/Preguntas_tocologo.pdf>.

–, *Problemas con el crecimiento fetal*, s. f., <https://sego.es/mujeres/Problemas_crecimiento_fetal.pdf>.

–, *Toxoplasmosis*, s. f., <https://sego.es/mujeres/Toxoplasmosis.pdf>.

–, «Guía de la exploración ecográfica del III trimestre 2020», *Progresos de Obstetricia y Ginecología*, 64(1), 2021, págs. 28-69.

SOCIEDAD ESPAÑOLA DE GINECOLOGÍA Y OBSTETRICIA, GRUPO ESPAÑOL DE DIABETES Y EMBARAZO, «Diabetes mellitus y embarazo: guía de práctica clínica actualizada 2021», *Progresos de Obstetricia y Ginecología*, 65, 2022, págs. 35-41.

SOCIEDAD ESPAÑOLA DE MEDICINA DE FAMILIA Y COMUNITARIA, «Estos son los 5 disruptores endocrinos a evitar, según nuestro Grupo de Trabajo en Salud Planetaria, 6 de abril de 2021», <https://www.semfyc.es/grupos/salud-planetaria-disuptores-endocrinos-semfyc/>.

THE AMERICAN COLLEGE OF OBSTETRICIANS AND GYNECOLOGISTS, *Morning Sickness: Nausea and Vomiting of Pregnancy*, mayo de 2020, <https://www.acog.org/womens-health/faqs/morning-sickness-nausea-and-vomiting-of-pregnancy>.

THE AMERICAN COLLEGE OF OBSTETRITIANS AND GYNECOLOGISTS, *Exercice during pregnancy: frequently asked questions*, s. f.

U.S. FOOD AND DRUG ADMINISTRATION, *Listeria de Seguridad alimentaria para futuras mamás*, s. f., <https://www.fda.gov/food/people-risk-foodborne-illness/listeria-de-seguridad-alimentaria-para-futuras-mamas>.

UMAMANITA, «Los movimientos de tu bebé durante el embarazo», Umamanita.es, <https://www.umamanita.es/movimientos-bebe-embarazo/>.

VELASCO, I.; Vila, L.; Goyac, M.; Oleagai, A.; Calle, M. de la, y Santamaria, F. J., *Documento de consenso sobre el manejo de la disfunción tiroidea durante el embarazo* (SEGO/SEEN), Sociedad Española de Ginecología y Obstetricia y Sociedad Española de Endocrinología y Nutrición, marzo de 2022.

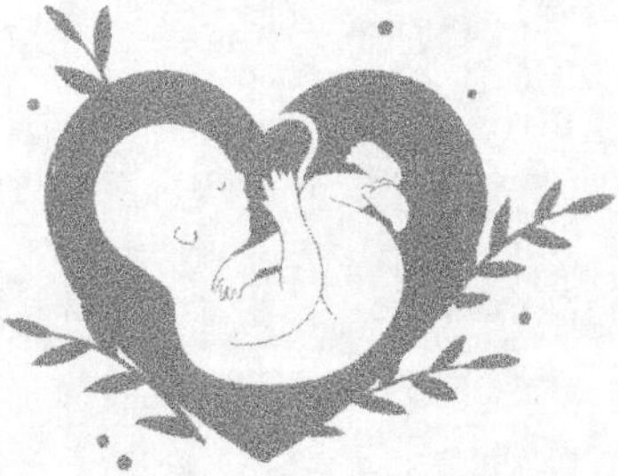

booket